Die Apfelessig-Schlankheitskur

Zum Buch

Auf gesunde Weise zur Idealfigur! Das ist die Devise von Peter Grunert. Er hat ein Konzept erarbeitet, wie man überflüssige Pfunde mit der Heilkraft des Apfelessigs abbauen kann. Nach einer Entschlackungsphase und einer Aufbauphase folgt eine Diätkur. Genügend Schlaf und Gymnastik sollten diese Kur begleiten, dann kann man in 4 Wochen bis zu 5 Kilo abnehmen. Mit vielen Rezepten für Apfelessig-Drinks, Salate, Quarkspeisen und einer Anleitung für gymnastische Übungen!

Zum Autor

Peter Grunert hat sich durch zahlreiche Fachveröffentlichungen einen Namen gemacht. Seine bisher größten Erfolge waren die Bücher »Teebaumöl«, »Apfelessig« und die »Apfelessig-Kur«.

Peter Grunert

Die Apfelessig-Schlankheitskur

In 4 Wochen 5 Kilo leichter

Econ Taschenbuch Verlag

Veröffentlicht im Econ Taschenbuch Verlag
Der Econ Taschenbuch Verlag
ist ein Unternehmen der Econ & List Verlagsgesellschaft
Originalausgabe
© 1998 by Econ Verlag GmbH, Düsseldorf und München
Umschlagkonzept: Büro Meyer & Schmidt, München – Jorge Schmidt
Umschlagrealisation: Petra Soeltzer, Düsseldorf
Titelabbildung: Mauritius – AGE/Ben Welsh
Gesetzt aus der Life, Linotype
Satz: Josefine Urban – KompetenzCenter, Düsseldorf
Druck und Bindearbeiten: Ebner Ulm
Printed in Germany
ISBN 3–612–20604-4

Inhaltsverzeichnis

Vorwort

Das Idealbild des sportlich-schlanken Menschen macht den »Dicken« zunehmend zu schaffen. Während im Jahre 1970 noch über 80 Prozent der Bundesbürger erklärten, gern mit einem Übergewichtigen befreundet zu sein, sind es heute kaum mehr als 20 Prozent.

Dick zu sein ist zur Zeit überhaupt nicht »in«. Neben Befindlichkeitsstörungen und gesundheitlichen Beschwerden werden die Betroffenen zahlreichen Belastungen und psychosozialem Streß ausgesetzt, was in häufigen Fällen eine gesteigerte Nahrungsaufnahme nach sich zieht – ein Teufelskreis, den viele gern sprengen würden.

Es ist daher nur verständlich, daß viele »abspecken« möchten, doch handelt es sich oftmals um leicht übergewichtige Personen, vielfach Frauen, die es nicht unbedingt müßten. Stark Übergewichtige warten in der Regel ab, bis erste Komplikationen, zum Beispiel Herz-Kreislauf-Beschwerden oder Diabetes, sich einstellen.

Übergewicht bzw. Fettsucht ist ein zwar viel komplexeres Phänomen, als meistens angenommen wird, mit vielfältigen Ursachen und Folgeerscheinungen, jedoch in erster Linie eine Frage der Überfettung und der Übersäuerung, hängt also unmittelbar mit falscher Ernährung zusammen.

Es ist vor allen Dingen wichtig, daß der Abnehmwillige die Ursachen und die Folgen starken Übergewichts kennt sowie sein bisheriges Eßfehlverhalten überdenkt, um eine entsprechende Verhaltenskorrektur vornehmen zu können (s. Kapitel 1). Kenntnisse über das innere Geschehen – von der Nahrungsaufnahme bis zur letzten Verdauungsphase – müssen deshalb vorhanden sein. Wir gehen ebenfalls ausführlich auf die Grundsätze einer gesunden Ernährung sowie auf die Bedeutung der Grundnährstoffe ein (s. Kapitel 5). Gesundheit setzt nämlich voraus, daß der Organismus die Grundnährstoffe Kohlenhydrate, Fette und Eiweiße in ausreichender Menge und in richtigem Verhältnis zueinander erhält. Dieser Ratgeber beantwortet die konkrete Frage: *Wie* soll ich mich ernähren, um abzunehmen?

Übergewicht hat vielfach mit Stoffwechselstörungen zu tun, und viele Erkrankungen sind ernährungsbedingte Stoffwechselkrankheiten. Aus diesem Grund steht der *Stoffwechsel* im Mittelpunkt dieses Buches. Eine Kur oder eine langfristige Ernährungsumstellung hat nur dann Aussicht auf Erfolg, wenn sie von vornherein auf eine *Regulierung* des Stoffwechsels hinarbeitet. Der Stoffwechsel ist nämlich die Grundlage der Lebens- und Gesunderhaltung, da alle Lebensfunktionen auf ihm beruhen und zusammenbrechen, wenn er entgleist. Der Stoffwechsel umfaßt viele komplizierte biochemische Vorgänge im Organismus, unter anderen den Auf- und Abbau von Fetten und Eiweißen sowie die Umsetzung der Vitamine, Mineralien und Spurenelemente, die vom Dünndarm absorbiert und über die Pfortader der Leber zugeführt werden.

Diätfrust macht sich allgemein breit, auch eine gewisse *Verunsicherung,* da zum Thema »Abbau starken Übergewichts« die unterschiedlichsten Ansichten in den Medien kundgetan werden. Hier werden Kohlenhydrate als angebliche Dickmacher zum Beelzebub gemacht, dort wird zum grundsätzlichen Verzicht auf tierische Eiweiße und Fette angeregt, so daß der »Verbraucher« nicht mehr recht weiß, was er glauben soll.

In den meisten Fällen erleben die »Diätler« den berühmten Jo-Jo-Effekt – das heißt, sie haben wieder nach wenigen Wochen oder Monaten ihr altes Gewicht. Viele stellen außerdem fest, daß sie von Diät zu Diät immer weniger abnehmen, und einige sogar, daß Diät auf die Dauer dick macht.

Schlank und gesund bleiben nach der Diät: das ist das Problem!

In diesem Zusammenhang möchten wir einen sehr interessanten Studienbericht erwähnen, den die Universität Kopenhagen vor kurzem veröffentlichte. Im Rahmen dieser über ein Jahr laufenden Studie hatte man übergewichtige Abnehmwillige in zwei Gruppen eingeteilt. Die erste Gruppe mußte sich acht Wochen lang mit 480 kcal täglich begnügen, während die zweite immerhin 1200 kcal zu sich nehmen durfte, allerdings über einen Zeitraum von 17 Wochen. Beide Gruppen erzielten durchschnittlich etwa den gleichen Diäterfolg – 13 bis 14 Kilos weniger.

Nach der Abnehmphase mußte die erste Gruppe weiterhin die Kalorien zählen und durfte 1875 kcal täglich nicht überschreiten; die zweite Gruppe dagegen hatte bei der Nahrungsaufnahme lediglich zwei Bedingungen zu erfüllen: möglichst fettarm und kohlenhydratreich essen. Die erste Gruppe hatte nach einem Jahr durchschnittlich bereits 11,3 von den 13,8 verlorenen Kilos wieder zugelegt, die zweite »nur« 5,8 Kilos.

Diese Studie bekräftigt also unsere eingangs gemachte Bemerkung, wonach Übergewicht in erster Linie eine Frage

9

der Überfettung ist. Die Zahl der zugeführten Kalorien für ein dauerhaftes Gewichthalten nach einem Diäterfolg ist nicht allein entscheidend.

Im Econ-Verlag sind bereits zwei Apfelessig-Bücher von Peter Grunert erschienen: *Apfelessig. Heilung aus der Natur* und *Die Apfelessig-Kur.* Während das erste Selbsthilfe und therapieunterstützende Hinweise für die gängigsten Krankheitsbilder bietet, wendet sich das zweite an Normalgewichtige, die im Rahmen eines zweiwöchigen ganzheitlichen Programms ihr Immunsystem im Herbst stärken und im Frühjahr entschlacken sowie angefallene überschüssige Pfunde loswerden möchten.

Der vorliegende Ratgeber befaßt sich ausschließlich mit dem Phänomen Übergewicht und Fettsucht und möchte über die *Regulierung* des Säure-Basen-Haushalts und des Stoffwechsels der Fette und Eiweiße das Problem an der Wurzel packen und darüber hinaus den Verlauf mancher durch Übergewicht hervorgerufenen Erkrankungen positiv beeinflussen.

Warum nun eine Kur um das außergewöhnliche Lebensmittel *Apfelessig* zum Abnehmen und Schlankbleiben?

Apfelessig erfährt zur Zeit eine echte Renaissance, da er aufgrund der Bestandteile des Ausgangsprodukts Apfel sich nicht nur als vorbeugendes und therapieunterstützendes, sondern auch als gesundheitsförderndes Naturheilmittel empfiehlt.

Apfelessig besitzt nämlich an die hundert Inhaltsstoffe, darunter einen außergewöhnlichen Vitamingehalt, alle essentiellen Aminosäuren, die der Organismus zur Bildung lebenswichtiger Proteine braucht, sowie nahezu alle Mineralien und einige Bio-Aktivstoffe (s. Kapitel 2 »Worin besteht das Geheimnis von Apfelessig?«).

Apfelessig stimuliert unter anderem alle Stoffwechselvorgänge, die Fett freisetzen und abbauen, so daß er sich für eine gezielte Schlankheitskur bestens eignet.

Es wäre jedoch falsch zu glauben, Apfelessig sei ein Wunderelixier, dessen bloße Einnahme die überschüssigen Pfunde einfach so herunterpurzeln lassen könnte. Dem ist leider nicht so. Nur innerhalb eines *umfangreichen, konsequent durchgeführten Programms* (u. a. Ernährungsumstellung, gesundheitsbewußte Lebensführung, Streßabbau, Kosmetik von innen) kann Apfelessig – als Grundgetränk, Gewürz oder in äußerer Anwendung – aufgrund seiner vielfältigen Eigenschaften eine entscheidende Umkehr bewirken.

Wir möchten dem Leser einen Nicht-Diät-Weg zum Wohlfühlgewicht ohne Verzicht und ohne Hunger aufzeigen – nach dem bekannten Motto »Iß das Richtige!« Wir möchten ihm eine Kost vorstellen, *die der Körper braucht,* ihn gesund hält und Eßvergnügen bereitet.

Das Problem Übergewicht

Laut einer Verzehrstudie sind in der Bundesrepublik Deutschland 39 Prozent der Männer und 47 Prozent der Frauen übergewichtig (ab 10 Prozent über dem Normalgewicht) – Tendenz steigend.

Das Normalgewicht, das nach wie vor meistens mit der »Broca-Formel« (Körpergröße in Zentimetern minus 100) errechnet wird, ist keine *strikte* Größe. Zwei gleich große Männer – der eine muskulös und mit kräftigem Knochenbau, der andere schmal und feingliedrig – werden kaum das gleiche Gewicht aufweisen. Der erste wird sogar einen geringeren Körperfettanteil haben als der zweite. Vom Begriff »*Set-Point*« ist deshalb immer häufiger die Rede. Der Set-Point bezeichnet die Gewichtsspanne, innerhalb deren man sich wohl fühlt, bzw. das Gewicht, das man ohne Zwänge, ohne quälende Schlankheitskuren halten kann. Es handelt sich um das sogenannte Wohlfühlgewicht, das in einem Bereich von minus und plus 10 Prozent vom Normalgewicht liegt. Mit anderen Worten: Es existiert in unserem Körper ein Gewichts-Kontroll-Mechanismus, der ähnlich wie ein Zentralheizungsthermostat funktioniert.

Dieses Wohlfühlgewicht hat man zu Recht auch als »ehrliches Gewicht« bezeichnet. Zu bekennen, daß man sich richtig wohl fühlt, setzt nämlich Ehrlichkeit zu sich selbst voraus. Welcher stark Übergewichtige wird nicht versucht sein, Wohlbefinden vorzugeben, nur weil er (noch) nicht unter den gesundheitsschädigenden Folgen seines Übergewichts leidet. Wer stark übergewichtig ist, ist nicht mehr gesund.

Ab 10 Prozent Übergewicht ist Abnehmen erstrebenswert, ab 20 Prozent ist ein Abbau des Übergewichts ratsam, da ernste gesundheitliche Beschwerden (u. a. Bluthochdruck, Diabetes) auftreten können. Man sollte sich jedoch realistische, sprich langfristige, maßvolle Ziele abstecken, die ohne Stoffwechselentgleisungen eine allmähliche Rückführung des Organismus in einen Bereich ermöglichen, in dem man sich wohl fühlt.

Es ist übrigens bezeichnend, daß gerade diejenigen, die abnehmen möchten, es am wenigsten nötig haben. Vor allem Frauen specken nicht aus gesundheitlichen Gründen ab, sondern lassen sich von Modediktaten und Schönheitsidealen blenden, um superschlanken, an der Grenze zur Magersucht befindlichen Models ähnlich zu sehen.

Die Ursachen starken Übergewichts

Wer sein Übergewicht reduzieren oder gar abbauen will, sollte vor allen Dingen wissen, wie Übergewicht entsteht. Sonst wird der oder die Betroffene seine bisherigen Ernährungsfehler nicht erkennen und eine entsprechende Verhaltenskorrektur mit *dauerhaftem* Erfolg nicht vornehmen können.

Die Ursachen starken Übergewichts sind vielfältig und haben bereits manchen Übergewichtigen, der »nicht viel ißt«, zum Verzweifeln gebracht. Man hat in den letzten Jahren zunehmend erkannt, daß auch Störungen im inneren Geschehen des Organismus die Ursache für Übergewicht sein können.

Nach dem heutigen Stand der Wissenschaft ist Übergewicht jedoch größtenteils auf ein Ernährungsfehlverhalten zurückzuführen. Das gilt auch für Fettsucht (Adipositas). Da starkes Übergewicht bzw. Fettsucht (ab 30 Prozent Übergewicht) häufig bei mehreren Mitgliedern ein und derselben Familie beobachtet werden kann, liegt die Vermutung nahe, daß erbliche Faktoren mit im Spiel sein könnten. Dem ist aber nicht so, ein Fettsucht-Gen existiert nach der Meinung führender Ernährungsforscher und Biologen nicht. Von »*sozialer Vererbbarkeit*« sollte vielmehr die Rede sein! Untersuchungen haben nämlich gezeigt, daß in solchen Familien eine Überbetonung des Essens stattfindet und eine gegenseitige Beeinflussung der Mitglieder erfolgt, so daß die Kinder sehr oft das Fehlverhalten der Eltern übernehmen bzw. letzteres ihnen anerzogen wird. (Auf die Problematik des übergewichtigen Kindes werden wir später, s. S. 37 ff.), zurückkommen.) Fest steht, daß selbst wenn ein gewisses erbliches *Potential* bei der Geburt des Kindes, also eine Veranlagung zum Dickwerden, besteht, sich dieses Potential nicht unbedingt entwickeln *muß*. Eines ist hierbei bezeichnend: Fettsüchtige, unter ärztlicher Aufsicht befindliche Mütter, die ihr Ernährungsfehlverhalten erkennen und ihren Kindern freistellen, wie sie sich ernähren möchten, ihnen also ihr gestörtes Eßverhalten nicht anerziehen, haben in den meisten Fällen keine dicken Kinder.

Starkes Übergewicht ist das Ergebnis einer langen Entwicklung, die nicht »über Nacht« rückgängig gemacht werden kann. Übergewicht ist eine allmähliche, übermäßige Vermehrung des Fettgewebes, das bekanntlich unseren wichtigsten Energiespeicher bildet. Übergewichtabbau braucht Zeit und setzt große Disziplin voraus, und es ist, wie gesagt, wichtig, daß jeder, der einen Abbau seines Übergewichts anstrebt, nicht nur dessen *Ursachen* kennt und bekämpft, sondern auch weiß, wie konsequent er sich in Zukunft verhalten soll, wenn er sein erreichtes Normalgewicht dauerhaft halten will.

Der heutige Mensch ernährt sich ungesund. Er ißt nicht nur schlecht, sondern wegen des Überangebots in vielen Fällen auch *zuviel. Der Energiebedarf wird der körperlichen Belastung, also dem tatsächlichen Verbrauch, nicht angepaßt.* In den modernen Industrienationen ißt der Mensch heutzutage ebensoviel wie zu den Zeiten, als er schwerste körperliche Arbeit verrichten mußte. Wer mehr ißt, als er *aufgrund seiner Stoffwechselregulation* verbraucht, nimmt zwangsläufig zu. (Das erklärt, warum mancher Übergewichtige unter Umständen weniger als ein Normalgewichtiger ißt. Man spricht dann in der Umgangssprache von »guten oder schlechten Futterverwertern«.) In der Sprache der Ernährungswissenschaftler: Die sogenannte Energiebilanz ist gestört, das entstehende Energieüberangebot kann vom Körper nicht verwertet werden und wird als Fettdepot gelagert. Warum als Fett? Weil Fett unter den Grundnährstoffen am wenigsten Platz benötigt, um eine bestimmte Energiemenge zu speichern.

Die sogenannten *Fettzellen,* die bereits in jungen Jahren im Bindegewebe angelegt, in manchen Fällen ja sogar herangezüchtet werden, nehmen das Fett auf und leeren sich etwas bei einer Hungerkur. Sie bleiben aber immer da, bereit, bei der kleinsten Stoffwechselentgleisung sich erneut zu füllen.

Zur Aufrechterhaltung der Lebensfunktionen (Verdauung, Stoffwechsel, Herzschlag, Lungentätigkeit usw.) braucht ein erwachsener Mann im Alter von 18 bzw. 70 Jahren 1800 bzw. 1400 Kalorien, die Frau jeweils rund 150 Kalorien weniger. Neue in Deutschland durchgeführte Studien lassen aber erkennen, daß der deutsche Mann *durchschnittlich*

15

2800 und die deutsche Frau immerhin 2200 Kalorien zu sich nehmen. Ob jeder/jede den Kalorienüberschuß nur durch körperliche Betätigung verbrauchen kann, mag bezweifelt werden. Man braucht nur durch die Straßen zu gehen, und der Blick auf dicke, wabbelnde Bäuche und ausufernde Fettpolster genügt, um eine Bestätigung zu bekommen.

Außerdem hat sich unsere Lebensart in den letzten vier Jahrzehnten erheblich verfeinert und einen gewissen Bewegungsmangel hervorgerufen. Trotzdem hat der Gehalt an konzentrierten Nahrungsmitteln (durch Anreicherung) im selben Zeitraum ständig zugenommen.

Ein gezieltes, bewußtes Abnehmprogramm setzt demnach schon voraus, daß die betroffene Person in etwa ihren täglichen Energiebedarf kennt, damit sie weiß, um wieviel sie ihre Energiezufuhr zur Erreichung des festgesetzten Zieles vermindern muß. Dieser persönliche Energiebedarf hängt im wesentlichen von der im Laufe des Tages verrichteten körperlichen Arbeit ab. Doch andere Faktoren wirken mit: Körpergewicht, Alter, Gesundheitszustand, psychische Stimmung usw.

Sport und Bewegung hieß eine Zeitlang die Lösung. Ernährungswissenschaftler hatten vorgerechnet, was man an Bewegung leisten müsse, um den Energiegehalt bestimmter Nahrungsmittel zu verbrennen. Daß man zum Beispiel 8 Kilometer in 30 Minuten laufen müßte, um eine Portion Schokoladenpudding zu verbrennen oder einen einstündigen Dauerlauf zur Energieverbrennung von 100 g Erdnüssen bräuchte, zeigt, daß sportliche Betätigung *allein* überschüssige Pfunde nicht abbauen kann, zumal der Übergewichtige aufgrund seiner vorwiegend sitzenden Tätigkeit nicht imstande ist, die dafür notwendige Zeit aufzubringen. Abgesehen davon, solche Rechnungen und Tabellen wirken ziemlich entmutigend, und mancher Übergewichtige wird

Durchschnittlicher Kalorienbedarf
(Durchschnittswerte)

Alter		Frauen	Männer
18–35	sitzende Tätigkeit/ wenig Bewegung	2 200	2 400
	leichte körperliche Tätigkeit	2 300	2 700
	mittelschwere körperliche Tätigkeit	2 700	2 900
	schwere körperliche Arbeit	3 000	3 600
36–65	sitzende Tätigkeit/ wenig Bewegung	2 000	2 400
	leichte körperliche Tätigkeit	2 200	2 700
	mittelschwere körperliche Tätigkeit	2 300	2 800
	schwere körperliche Arbeit	–	3 350
66–75	sitzende Tätigkeit/ wenig Bewegung	1 900	2 300
	leichte körperliche Tätigkeit	2 100	2 600
ab 76	sitzende Tätigkeit/ wenig Bewegung	1 900	2 150

angesichts solcher zu erbringenden Leistungen eher resignieren, bevor er überhaupt beginnt, sich körperlich intensiv zu betätigen.

Deshalb sind wir der Ansicht, daß Sie wesentlich mehr erreichen werden, wenn Sie den goldenen Mittelweg anstreben: Ernähren Sie sich gesund (s. Kapitel 5 u. 6), indem Sie unter anderem Ihre Ernährung qualitativ und mengenmäßig kontrollieren, und *intensivieren* Sie Ihre Bewegung! Wenn erste Erfolge sichtbar sind, ist ein *sanfter* Ausdauersport zu empfehlen, z. B. dreimal wöchentlich eine halbe Stunde Radfahren oder Schwimmen.

Kalorienverbrauch je nach Art der Beschäftigung
Die zirka-Angaben gelten für eine Person mittlerer Größe und Statur und für 30 Minuten.

	Frau	Mann
Autofahren	50– 60	60– 75
Bergwandern	210–220	220–240
Bügeln	70– 80	70– 90
Büroarbeit	70–130	90–130
Fußball	250–300	250–350
Gartenarbeit	120–140	130–170
Gehen	80–100	90–120
Hausarbeit	90–100	80–110
Laufen	220–250	250–300
Maschineschreiben	80–110	90–110
Radfahren (20 km/Std.)	200–230	250–300
Reiten	150–170	160–200
Schwimmen	200–300	220–320
Skilanglauf	300–320	320–350
Tanzen	150–200	200–250
Tennis	180–220	210–260
Treppensteigen	140–160	150–190

Unsere Ernährung ist zu einseitig, fett und eiweißreich. Der Fleischverbrauch pro Kopf hat sich in den letzten hundert Jahren nahezu verneunfacht: 1890 betrug er 12 kg, im Jahre 1980 bereits 90 kg und 1988 103 kg! Der tägliche Bedarf an Fetten und fettähnlichen Substanzen beträgt rund 40 g; der tatsächliche Verbrauch liegt inzwischen aber bei 130 g! Ein

Gramm Fett liefert 9,3 Kilokalorien, also doppelt soviel wie ein Gramm Kohlenhydrate. Man hat errechnet, daß eine tägliche Mehrzufuhr von rund 150 kcal an *Fett* bereits nach einem Jahr eine Gewichtszunahme von 3,6 kg verursacht! Was man auch immer behaupten mag, Fett macht fett, bzw. fetter als andere Nährstoffe, weil Kalorien aus Fett viel langsamer als Kohlenhydratekalorien verbrannt werden und somit viel schneller in die Fettdepots wandern.

Wer erfolgreich abspecken will, sollte unbedingt seinen Fettverzehr kontrollieren und eine tägliche Zufuhr von 50 bis 60 g anstreben. Bedenken Sie, daß schon ein Löffel kaltgepreßtes Pflanzenöl Ihren Tagesbedarf deckt! Sie können jedoch Ihren Fettverzehr schon wesentlich senken, indem Sie einen Großteil der »versteckten« Fette weglassen, die in fetter Wurst, fetten Milchprodukten, aber auch in Süßigkeiten (Schokolade, Kuchen, Kleingebäck) vielfach enthalten sind. In Kapitel 5 erhalten Sie ein paar Tips zum *vernünftigen* Umgang mit Fett.

Wir möchten jedoch hier bereits unterstreichen, daß ein völliger Verzicht auf Fette negative Auswirkungen unter anderem auf den Zellstoffwechsel haben würde. Der Körper braucht Fettsäuren für den Aufbau wichtiger Hormone und der Zellmembrane. Während er gesättigte und einfach ungesättigte Fettsäuren selber herstellen kann, können mehrfach ungesättigte Fettsäuren (Linol- und Linolensäuren) nur über die Nahrung zugeführt werden. Fett befördert außerdem die Vitamine A, D, E und K, die nur in Verbindung mit Fett aufgenommen und verstoffwechselt werden können, und schützt polsternd die inneren Organe.

Die Diskrepanz bei *Eiweißen* ist ebensogroß. Folgende Zahlen sprechen für sich: Der Tagesbedarf an Eiweißen beträgt 50 g bei Frauen und 60 g bei Männern, der tatsächliche Verbrauch liegt aber weit über 100 g, und zwar vorwiegend aus tierischer Herkunft.

Bei der Verdauung von Eiweißen entsteht Säure, und zwar um so mehr, als das Nahrungsmittel wenig basische Mineralien (Kalzium, Magnesium, Kalium, Phosphate) enthält. Das gilt beispielsweise und vor allem für Fleischprodukte. Süßspeisen, die berühmten »leeren Kohlenhydrate«, erzeugen paradoxerweise mehr Säure als manche saure Obstart bzw. säuerliche Früchte, die eher eine basische Reaktion hervorrufen.

Der Organismus eines *gesunden* Menschen besteht zu 20 Prozent aus Säuren und zu 80 Prozent aus Basen. Die Zusammensetzung unserer Ernährung hat sich im Laufe der Jahrzehnte derart verändert, daß das Säure-Basen-Verhältnis heute genau umgekehrt ist und den Erfordernissen des Organismus nicht mehr genügt. Das hat zur Folge, daß unser Körper völlig *übersäuert* ist.

Übergewicht hängt insofern mit Übersäuerung zusammen, als tierische Eiweiße – im Gegensatz zu pflanzlichen Proteinen – *zusätzlich Fettstoffe* transportieren. Eine Kost, die zum Übergewicht führt, enthält zu viele säurebindende Nahrungsmittel. Übersäuerung hat verheerende Auswirkungen auf den Stoffwechsel und damit auf den gesundheitlichen Zustand: Sie *verschlackt* den Körper, erschwert die Ausscheidung der Giftstoffe sowie die Verwertung der Fettstoffe, die im Bindegewebe abgelagert werden, und ruft Stoffwechselkrankheiten (unter anderem Diabetes, siehe unten) hervor. Bei allen Krankheiten liegt bezeichnenderweise eine Übersäuerung vor. Allerdings ist das Zutagetreten der Krankheit der Schlußteil einer langen sauren Kette. Außerdem machen stark säureerzeugende Nahrungsmittel wichtige Mineralstoffe wie zum Beispiel Kalzium unwirksam.

Fettsucht gilt auch als Stoffwechselkrankheit. Nur eine konsequente Entsäuerung durch eine Ernährungsumstellung kann den Stoffwechsel wieder in Gang bringen. Eine Aufstellung der geläufigen basenspendenden und säurebildenden Nahrungsmittel finden Sie im Kapitel »Apfelessig und gesunde Ernährung«.

Eine weitere Ursache ist weitgehend denaturierte Ernährung. Unter »denaturierter Ernährung« verstehen wir eine durch Raffinierung, chemische Konservierung oder auf ewige Haltbarkeit *manipulierte* Ernährung. Das sind beispielsweise tiefgekühlte oder vakuumverpackte Fertiggerichte, Saucenwürfel, Päckchensuppen, Kartoffelbrei in Pulverform usw.

Auch wenn das Angebot an Schnell- und Fertiggerichten sich in letzter Zeit erheblich verbessert hat, sind sie in der Mehrzahl nach wie vor zu fett-, salz- und zuckerreich, oder sie enthalten eine größere Menge künstlicher Zusätze.

Eine solche Ernährung enthält kaum noch *Ballaststoffe,* die für einen reibungslosen Verdauungsvorgang notwendig sind. Die Schlackenstoffe an den Darmschleimhäuten werden nicht sofort ausgeschieden, sie führen zu Fäulnisbildung und Giftstoffen, die wiederum von der Darmschleimhaut absorbiert und in das Blut geleitet werden. Die so wichtige Darmflora wird langsam, aber sicher zerstört: Die *Candida-Pilze* des Darmes entarten, beginnen zu wuchern und lösen eine Reihe von Befindlichkeitsstörungen aus, zu denen auch *Übergewicht* gehört: Die Pilzkolonien überschwemmen nämlich zum einen den Organismus, insbesondere das Bindegewebe, mit Giftstoffen, und der Körper versucht sie mit Wassereinlagerungen zu überschwemmen; zum anderen greifen sie in den Hormonhaushalt ein und bewirken *Störungen* der Hirnanhangs- und der Schilddrüse, die sehr oft eine Gewichtszunahme hervorrufen.

Vor allem die Hirnanhangsdrüse spielt in Sachen Gewichtsregulierung eine nicht unwesentliche Rolle. Diese walzenförmige, an der Basis des Zwischenhirns befindliche Drüse von ca. 14 mm Länge schüttet nämlich das sogenannte

Wachstumshormon (Somatotropin) aus, und zwar etwa eine Stunde nach dem Einschlafen. Dieses Hormon fördert nicht nur den Eiweißstoffwechsel, sondern hat auch die Fähigkeit, *Fettmoleküle zu spalten,* die über die Blutbahn in die Körperzellen gelangen, wo sie zur Energiegewinnung verheizt werden. Das erklärt, weshalb man während des Schlafs ein paar Pfund leichter werden kann.

Eine denaturierte Ernährung enthält außerdem kaum noch natürliche Vitalstoffe. Dem Organismus fehlen dann Vitamine, vor allem aber Mineralstoffe, Spurenelemente und Aminosäuren – besonders die essentiellen Aminosäuren, die der Organismus nicht selbst bilden kann und die über die Nahrung zugeführt werden müssen. Diese Vitalstoffe sind zur Bildung von Enzymen und Fermenten, den Katalysatoren der Stoffwechselvorgänge im Körper, notwendig. Und auf diese Weise kann es, so paradox es auch klingen mag, vorkommen, daß Übergewichtige unterernährt sind. Das ist vielfach der Fall, wenn Kohlenhydrate mit leeren Kalorien (Süßigkeiten), die nicht lange sättigen, in größerer Menge zugeführt werden. Vor allem der vielfach verwendete Fabrikzucker macht dick und stört den Stoffwechsel.

»Fast food« (»junk food«) ist heutzutage das wohl beste Beispiel für denaturierte *und* einseitige Nahrung, da weitgehend auf frisches Gemüse und Obst verzichtet wird. Wer trotzdem ab und zu seine Bratwurst, seinen Döner Kebab, seinen Hamburger mit Pommes nicht missen möchte, sollte eine gesunde, d. h. vitamin- und mineralstoffreiche, *Ausgleichsmahlzeit* zu sich nehmen. Das typische Fast-food-Menü (Big Mac, große Portion Pommes frites und große Cola) deckt mit rund 1200 Kalorien die Hälfte der empfohlenen Energieaufnahme eines Zwölfjährigen und führt reichlich Salz, Fett und Zucker zu: Allein das große Glas Cola enthält zwölf (!) Teelöffel Zucker.

Bei den meisten Menschen ist die *Ernährung zu salzreich.* Für die komplizierten Verdauungsvorgänge benötigt der Körper eine konstante Menge Kochsalz, das durch den Magen aufgespalten wird. Während die zuträgliche Tagesmenge etwa 6 g betragen sollte, verzehren die Westeuropäer täglich 15 g Kochsalz, das allerdings nur zu $1/5$ aus dem Salzstreuer kommt, der Rest liegt versteckt in Fleisch, Wurstwaren, Konserven, Soßen sowie in Brot und Gebäckwaren. Mit 100 g rohen Schinken führt man sich beispielsweise 6 g Kochsalz zu, also mehr als den zuträglichen Tagesbedarf. Fettansatz beginnt immer mit einer Flüssigkeitszurückhaltung, und dabei spielt Kochsalz nicht nur im Herz-Gefäß-Bereich und bei der Ausleitung der Stoffwechselabbauprodukte eine äußerst negative Rolle. 1 g Kochsalz bindet rund 100 g Flüssigkeit. Auf diese Weise schleppen manche über 2 kg überschüssige Wasseransammlung im Gewebe herum und laufen Gefahr, Ödeme zu bilden. Bei Menschen, die auf Salz empfindlich reagieren, ist die Wasserzurückhaltung übrigens besonders groß in Streßsituationen.

Wir werden an späterer Stelle sehen, wie *Apfelessig* in Verbindung mit einer frischen Vollwertkost den gestörten Wasserhaushalt regulieren und damit geschmacklich Kochsalz vorteilhaft ersetzen kann.

Sehr oft ist Übergewicht das Ergebnis einer *schlechten, unzureichenden Verdauung.* Durch unzulängliches Kauen und mangelhaftes Einspeicheln verweilt die Nahrung länger im Magen. Außerdem findet die notwendige Vorverdauung der Kohlenhydrate im Mund nicht statt und kann im Magen nicht mehr nachgeholt werden, da dieser hauptsächlich mit der Verdauung der Eiweiße beschäftigt ist. Es kommt dadurch zu einer unzureichenden Aufspaltung im Dünndarm und zur Gärung.

Völlegefühl, Blähungen, Verstopfung oder Durchfall sind

untrügliche Zeichen dafür, daß die Verdauung nicht reibungslos vonstatten gegangen ist.

Die Überbelastung unserer Verdauungsorgane ist nicht nur auf eine zu fettreiche, das Verdauungsgeschehen verzögernde Kost zurückzuführen, sondern auch und vor allem auf die Tatsache, daß wir häufig bei einer einzigen Mahlzeit weit mehr zu uns nehmen, als unser Verdauungsapparat verarbeiten kann. Es kommt irgendwann zu einer *Magenerweiterung* (siehe unten bei »Die Folgen starken Übergewichts«). Hinzu kommt, daß die Nahrungsaufnahme oft spät abends erfolgt, also zu Zeiten, wenn die Tätigkeit wichtiger Verdauungsorgane bereits beendet ist: Die Leber ist beispielsweise vor allem zwischen 7 und 19 Uhr tätig. Sie nimmt keine Abfallprodukte des Stoffwechsels auf, die nachts bei der Verdauung entstehen. Die Schlacken landen sodann im Bindegewebe.

Übergewicht ausschließlich auf eine übermäßige und fettreiche Nahrungsaufnahme zurückzuführen, hieße aber das Problem stark vereinfachen! Man denke an die zahlreichen Dicken, die oftmals weniger Nahrung zu sich nehmen als manche Dünne, die offenbar ständig essen und nie zunehmen. Nur in seltenen Fällen ist eine permanente Störung des im Gehirn befindlichen Eßregulationszentrums der Grund für die Fettleibigkeit. An die folgenden Ursachen, die heutzutage zunehmend in Betracht kommen, denken wohl die wenigsten:

- Eine *Lebensmittelunverträglichkeit* (Allergie) kann vorliegen und sich durch verschiedene Symptome wie Heuschnupfen, Asthma, Migräne usw., aber auch durch plötzliche Gewichtszunahme äußern. Der Prozeß setzt beispielsweise bei Streßsituationen, Darminfektionen oder infolge einer Medikamenteneinnahme ein. Die Betroffenen, die im Laufe ihres Lebens dadurch große Gewichtsschwankungen aufweisen, können die Allergene nur mit Hilfe einer *Rotationskost* ausfindig machen.

- Eine *falsche, ungesunde Lebensweise:* Eine vorwiegend sitzende Tätigkeit und allgemeiner Bewegungsmangel verhindern einen reibungslosen Stoffwechsel und hemmen die natürliche Ausleitung der Giftstoffe über die Haut sowie eine normale Verbrennung der aufgenommenen Energie.

- Übergewicht kann auch ein *Verhaltensproblem* sein. Essen ist nicht mehr wie in früheren Zeiten ein reiner Sättigungsvorgang. In der modernen Wohlstandsgesellschaft ist Essen auch zum Lustprinzip erhoben worden. Bei dem heutigen Überangebot ist es möglich, seine Ernährung nach *sinnlichen* Gesichtspunkten zusammenzustellen. Zur völligen Befriedigung dieser Sinne wird mehr gegessen als eigentlich nötig, und bestimmte Nahrungsmittel locken zum Mehressen an.

  Viele Übergewichtige, die ohnehin gern essen und den kulinarischen Genüssen frönen, haben es offenbar schwer, Nahrungsangebote abzulehnen oder »Problemsituationen« in Restaurants oder bei Einladungen zu meistern.

- *Dauerstreß* und *psychischer Druck.* Es kommt vor, daß man sich an bestimmten Tagen mehr verausgabt und dementsprechend hungriger ist. Daß der Körper dann mehr Nahrung braucht, ist normal. Heißhunger über einen längeren Zeitraum weist aber auf eine Störung hin und kann zu Freßlust werden. In den meisten Fällen ist Freßlust psychisch bedingt und fungiert als *Ersatz*befriedigung. Auslösende Faktoren sind unter anderen Dauerstreß, Frust, Ärger, Unzufriedenheit, Einsamkeit, Aggressivität, gestaute Emotionen, unverarbeitete Konflikte, Winterdepression. Der verstärkte Griff zu Süßigkeiten, vor allem Schokolade, wirkt entspannend und hebt die Stimmung (durch Steigerung des Serotoninspiegels), al-

lerdings auf die Dauer auch das Gewicht. Dann ist von
»Kummerspeck« die Rede.

Manch einer versucht in solchen Situationen, seinen
Streß auch mit Alkohol zu dämpfen. Abgesehen davon,
daß Alkohol das vegetative Nervensystem reizt und eine
noch größere Ausschüttung von Streßhormonen fördert,
stellt er eine Kalorienbombe dar, erschwert die Verbrennung der in der Nahrung enthaltenen Fettstoffe und regt
oft den Appetit an.

- Wie bereits angedeutet, können auch bestimmte *Medi-
  kamente* eine plötzliche Gewichtszunahme hervorrufen.
  Jedes Medikament hat bekanntlich Nebenwirkungen.
  Lassen Sie sich von Ihrem Arzt oder Apotheker genau
  beraten. Fragen Sie ihn, ob Sie diese unerwünschten Nebenwirkungen mit einem bestimmten Ernährungsplan
  einschränken können bzw. welche Nahrungsmittel bzw.
  Getränke Sie unbedingt vermeiden sollten.

Wird Ihnen ein neues Arzneimittel verordnet, sollten Sie
ebenfalls intensiv mit Ihrem Arzt besprechen, ob es mit den
anderen Medikamenten, die Sie zur Zeit nehmen, kompati-
bel ist. Ein ungewollter »Pharma-Cocktail« kann nämlich
die schlimmsten Folgen haben.

Sie sollten sich erkundigen, ob in Ihrem konkreten Fall rein
pflanzliche Präparate (Phytopharmaka), die oft sanfter sind,
eine gleichwertige Wirkung haben.

Worauf die Fettleibigkeit auch immer zurückzuführen ist,
jeder stark Übergewichtige steckt in einem *Teufelskreis,*
den es zu brechen gilt, wenn er nicht früher oder später mit
ernsten gesundheitlichen Schäden konfrontiert sein will:
Ein Übergewichtiger hat nämlich einen größeren *Grundum-
satz,* das heißt einen größeren Energiebedarf, um die
Lebensfunktionen aufrechtzuerhalten, so daß er mehr essen
muß.

Die Folgen starken Übergewichts

Wir sagten oben, daß fast jeder zweite Deutsche übergewichtig ist. Es ist in diesem Zusammenhang bezeichnend, daß *ganzheitlich* arbeitende Ärzte bei vielen Erkrankungen (z. B. Herz-Kreislauf-Erkrankungen, Gallensteine, Diabetes) eine Reduzierung vorhandenen Übergewichts als eine der ersten Maßnahmen einleiten. Übergewicht belastet nämlich unsere Gesundheit erheblich. Inzwischen ist jeder dritte Sterbefall in Deutschland auf einen langjährigen Ernährungsfehler zurückzuführen.

Die Statistiken lassen erkennen, daß 30 Prozent mehr Übergewichtige an den Folgen einer Lebererkrankung oder des Diabetes mellitus sterben. Übergewichtige sterben doppelt so oft bei Operationen wie Patienten mit Normalgewicht.

Übergewicht, das durch eine übermäßige Nahrungsaufnahme bedingt ist, führt zunächst zu einer *Magenerweiterung,* das heißt zu einer starken Dehnung des Magenbindegewebes, die in vielen Fällen eine Senkung des Magens und des Querdarms zur Folge hat. Ein gesunkener Magen wird nie vollständig geleert. Die Rückstände werden sauer und erzeugen Sodbrennen, Blähungen und Verdauungsstörungen. Die Senkung des Querdarms begünstigt ihrerseits Stauungen des Speisebreis, die dessen Verweildauer im Darmtrakt verlängern.

Außerdem werden durch die Dehnung des Magenbindegewebes Leber, Milz und Zwerchfell nach oben gezogen, was ihre Funktion wesentlich einschränkt.

Dadurch ist eine reibungslose Verdauung nicht mehr gewährleistet. Verdauungsbeschwerden, chronische Verstopfung, Zerstörung der Darmflora, Aufnahme der giftigen Abfallstoffe in das Blut sind meistens die Folgen.

Je dicker man ist, *desto mehr wird der Stoffwechsel beansprucht.* Der Organismus muß nämlich viel mehr Zellen (auch Fettzellen) mit Energie und Nährstoffen versorgen.

Ansteigendes Übergewicht geht mit einer zunehmenden *Überforderung der inneren Organe* einher. Das Herz muß wesentlich mehr arbeiten, um Blut in alle Organe zu pumpen. Die meistens viel größere Nahrungsaufnahme erzeugt einen umfangreicheren Verdauungsvorgang, der den Magen-Darm-Trakt entsprechend überlastet. Leber und Bauchspeicheldrüse müssen mehr Enzyme für die Stoffwechselvorgänge produzieren. Es fallen auch mehr Abfallstoffe an, was die Darmflora allmählich überansprucht und die Nierenfunktion stark beeinträchtigt.

Häufige Verdauungsstörungen (Blähungen, Durchfall, Verstopfungen) können, wenn außerdem eine Funktionsschwäche der Leber, Galle und Bauchspeicheldrüse vorliegt, *Stoffwechselkrankheiten* hervorrufen.

Wir sagten bereits, daß bei Stoffwechselkrankheiten immer ein gestörtes Säure-Basen-Verhältnis, also *Übersäuerung,* vorliegt. Die Anfälligkeit für Entzündungen ist dann wesentlich erhöht. Es ist nicht übertrieben zu sagen, daß die Versäuerung des Organismus vielfach an die Wirkung des sauren Regens auf den Wald erinnert.

Wenn der durch das *Überangebot* an säurebildenden Nahrungsmitteln überforderte Stoffwechsel die Abfallstoffe nicht mehr über den Darm, die Nieren und die Haut entsorgen kann, werden sie zunächst im schwammartigen Bindegewebe aufgenommen, das auf diese Weise zur Hauptmülldeponie des Körpers wird. Richtige, sprich vorwiegend basische Ernährung, reichlich säurearmes Mineralwasser und viel Bewegung wirken immer *entschlackend* und *entgiftend,* das heißt, das Bindegewebe gibt einen ganzen Schub von Abfall- und Giftstoffen ab und schafft damit freien Platz für den Fall, daß es zu Stauungen im Nierenbereich und beim Hautstoffwechsel kommt.

Geschieht indessen nichts, dann läuft die Mülldeponie Bindegewebe irgendwann über: Die Schadstoffe lagern sich als

Salze in den Gelenken (s. Arthritis und Rheumaerkrankungen), Kalk- und Blutfettsubstanzen an den Gefäßwänden (Herz-Kreislauf-Erkrankungen), Fett lagert sich in der Leber (s. Leberschwäche) ab, Gifte mischen sich mit der Interzellularflüssigkeit, die Insulin produzierenden Inselzellen in der Bauchspeicheldrüse (s. Diabetes) arbeiten nicht mehr, der Körper reagiert mit Allergien und Hauterkrankungen (z. B. Ekzem, Dermatitis, Schuppenflechte) usw. *Der Stoffwechsel kommt zum Erliegen.* Stoffwechselstörungen wirken sich auf sämtliche Organe und Gewebe aus.

Selbst bei Krebserkrankungen vertreten Spezialisten immer häufiger die Ansicht, daß die Krebszelle sich in einem ausgeglichenen Säure-Basen-Verhältnis nicht entwickeln würde und daß Krebs die Schlußerscheinung einer langjährigen Säurekatastrophe im Organismus darstellt. (Übergewicht soll außerdem bei bestimmten Krebsformen, vor allem bei Brust-, Darm- und Bauchspeicheldrüsenkrebs, eine Rolle spielen bzw. als Risikofaktor für diese Krebskrankheiten gelten.)

Im folgenden seien einige dieser Stoffwechselkrankheiten kurz vorgestellt, bei denen Übergewicht ein großer Risikofaktor ist.

- *Diabetes:* Rund 3 Millionen Menschen in der Bundesrepublik sind zuckerkrank, das heißt, ihr Blut enthält zuviel Glukose (Blutzucker). 90 Prozent sind sogenannte Typ-II-Diabetiker und bringen in ihrer großen Mehrheit zu viele Kilos auf die Waage. Im Gegensatz zum sogenannten Jugenddiabetes (Typ I), bei dem bereits in jungen Jahren die Bauchspeicheldrüse viel zu wenig Insulin absondert, produziert die Bauchspeicheldrüse beim sogenannten Altersdiabetes (schon deshalb so genannt, weil die Stoffwechselkrankheit verstärkt nach dem 40. Lebensjahr auftritt) über Jahre hinweg noch genügend Insulin. Doch das Hormon Insulin hat entweder Schwierig-

29

keiten, in das Blut zu kommen, oder es assimiliert den Blutzucker schlecht. Hinzu kommt, daß die Körperzellen eines Typ-II-Diabetikers nicht mehr empfindlich genug für das Hormon sind, so daß die Bauchspeicheldrüse überdurchschnittlich viel Insulin freisetzen muß, um den Stoffwechsel aufrechtzuerhalten. Die Bauchspeicheldrüse wird langsam überfordert, und die Insulinproduktion läßt zunehmend nach bzw. sie wirkt nicht mehr, was zu einem Anstieg des Blutzuckers führt.

Diabetes ist an sich unheilbar, doch kann man seine Auswirkungen weitgehend neutralisieren und möglichen Folgeerkrankungen (Nieren-, Gefäß- und Augenschäden, Leberentzündung) vorbeugen, wenn man die Anweisungen des Arztes strikt befolgt und eine radikale Umkehr in der Lebensweise (vor allem im Ernährungsbereich) vornimmt. Die Reduzierung vorhandenen Übergewichts reicht schon im Anfangsstadium, um die Blutzuckerlage zu normalisieren.

Wichtig ist vor allem eine vernünftige Ernährung mit wenig Fett und tierischen Eiweißen. Nicht von ungefähr spricht man beim Diabetes vom Typ II von «*alimentärem*» Diabetes. Die Stoffwechselkrankheit ist offenbar eine langjährige Überforderung der Bauchspeicheldrüse durch *Übersäuerung.*

● *Leberschwäche:* Die Leber, die rund 500 (!) verschiedene Funktionen verrichtet, ist eine echte biochemische Fabrik des Organismus und das Zentralorgan der Stoffwechselprozesse. Vor allem der größte Teil des Fettstoffwechsels läuft über die Leber. Bei zu fetter Nahrung und übermäßigem Alkoholkonsum kann sie mit Hepatitiden (Leberentzündungen) empfindlich reagieren. Sie ist ebenfalls für die Entsorgung der Giftstoffe aus den Stoffwechselvorgängen zuständig und zu deren Neutralisierung auf Basen angewiesen, die ihr der Magen normalerweise liefert. Wenn der

Magen aber bei einer zu eiweißreichen Kost selber zuviel Säure produzieren muß, kann er immer weniger Basen abgeben. Die Folgen kann man sich ausmalen: Die Leber vermag beispielsweise die Eiweißabbauprodukte als Harnstoff in Richtung Nieren kaum noch zu steuern.

- *Arteriosklerose* ist insofern eine Stoffwechselkrankheit, als neben einer altersbedingten Abnutzung der Gefäße die typischen Risikofaktoren (u. a. fette Ernährung, Dauerstreß, mangelnde Bewegung, Kaffee, Nikotin) für eine allgemeine Versäuerung des Organismus sorgen und saure Ablagerungen aus Cholesterin, Blutfetten und Kalk in den Arterien und Herzkranzgefäßen erzeugen. Dadurch verhärten sich die Arterien zunehmend, verlieren ihre Elastizität und verengen sich, so daß der Durchlaß des Blutstroms behindert wird. Im Endstadium kommt es zum völligen Verschluß.

Mit zunehmendem Übergewicht wächst das Risiko erheblich, an einer koronaren Herzkrankheit (Angina pectoris, Herzinfarkt, der sogenannte »Säuretod«) oder an einem Schlaganfall zu sterben, und zwar über 60 Prozent über dem Durchschnitt!

- *Rheumatische Erkrankungen:* Sie treten meistens auf, wenn das Bindegewebe, der Hauptsäurespeicher des Organismus, keine Säure mehr aufnehmen kann und die Giftstoffe sich in den Gelenken als Salze bzw. Harnsäurekristalle (Arthritis, Gicht) oder in den Schleimbeuteln, Sehnen und Muskeln (Rheumaerkrankungen) ablagern, wo sie dann die Nerven belasten und Schmerzen verursachen. Als Auslöser gilt wie bei den übrigen Stoffwechselkrankheiten meistens eine Übersäuerung infolge langjähriger Falschernährung. Rund 30 Prozent der Bundesbürger leiden inzwischen an Rheuma bzw. sind an einem arthritischen Leiden erkrankt. Mit der Gewichtsreduzierung sinkt der Harnsäurespiegel erheblich, und gute Ergebnisse haben Rheumakranke mit einer Fastenkur erzielt.

Sogar der sogenannte Weichteilrheumatismus, der sich meistens als Tennisarm, schmerzhafte Schultersteife, Karpaltunnel-Syndrom in der Handfläche, Hexenschuß oder Schleimbeutelentzündung äußert, geht neben einer Überbelastung und einer einseitigen Beanspruchung ebenfalls auf eine Stoffwechselstörung zurück.

Schädlich wirkt sich Übergewicht jedoch in erster Linie auf den *Bewegungs- bzw. Stützapparat* aus. Übergewicht übt nämlich einen ständigen Überdruck auf die Knie- und Fußgelenke aus. Geschwollene Beine und Knöchel, häufige Krampfadern, Ödeme sind die äußeren Erscheinungen vor allem bei überwiegend sitzender oder stehender Tätigkeit. Die Mehrbelastung der Gelenke vor allem in der unteren Körperhälfte beschleunigt die natürlichen Abnutzungserscheinungen, so daß immer mehr jüngere Leute unter Arthrose zu leiden haben. Ein Wiederaufbau abgenutzter Gelenke ist zwar nicht möglich, doch kann eine radikale Umkehr in der Ernährungsweise den Fortlauf der Krankheit wesentlich eindämmen.

Die *Auswirkungen starken Übergewichts auf die Psyche* sollten nicht bagatellisiert werden. Übergewichtige befinden sich in einem wahren Teufelskreis: Übergewicht ist zur Zeit nicht »in«. Vor allem die Medien zeichnen Woche für Woche ein durchweg negatives, oft gar diskriminierendes Bild des »Dicken«. Das Gefühl, ausgegrenzt zu sein, ruft ein vermindertes Selbstwertgefühl sowie Depressionen hervor. Die Betroffenen stehen dadurch mittelbar oder unmittelbar unter psychosozialem Streß und reagieren meistens mit einer gesteigerten Nahrungsaufnahme.

Viele – vorwiegend Frauen – nehmen regelmäßig *synthetische Schlankheitsmittel* ein, die den Appetit hemmen und abführend wirken, auch reine *Abführmittel.* Das hat verheerende Folgen. Nicht nur, daß ein Dauergebrauch solcher Appetitzügler abhängig macht, durch die Dauereinnahme wird der Wasser- und Salzhaushalt des Körpers gestört; das führt zu Ödemen (da die angegriffenen Nieren völlig überfordert sind), zu psychischen und zu Herzrhythmusstörungen und in einigen Fällen gar zu lebensbedrohenden Störungen. Abführmittel bieten in keiner Weise eine Problemlösung bei Übergewicht.

Andere versuchen immer wieder mit Gewalt, ihre überschüssigen Pfunde abzubauen oder überhaupt eine Gewichtsabnahme zu erwirken, indem sie eine der zahlreichen Schlankheits- bzw. Abmagerungskuren, die in vielen Zeitschriften Woche für Woche gepriesen werden, probieren.

Warum »Blitzkuren« und »Radikaldiäten« in eine Sackgasse führen

Gemeint sind jene Schlankheitskuren, die in den modernen Zeitschriften wie Pilze aus dem Boden schießen und schnellste Erfolge mit geringster Anstrengung versprechen.

Gewiß, diese »Crash«-Diäten zeitigen in den ersten Tagen und Wochen einen gewissen Erfolg, da tatsächlich eine rasche Gewichtsabnahme erreicht wird. Das wundert auch nicht, denn bei den meisten handelt es sich um richtige »Hungerkuren«: Es wird viel zu wenig oder in wenigen Fällen gar nichts gegessen. Die rasche Gewichtsabnahme ist größtenteils auf einen Wasserverlust des Körpers zurückzuführen.

Alle *restriktiven* Diäten, die einseitig nur wenige Nahrungsmittel zulassen oder den Grundnährstoff Kohlenhydrat verbannen, führen zwangsläufig früher oder später in die Sackgasse, da sie auf zwei Fehlern beruhen: Sie übersehen, daß jeder Mensch je nach Konstitution, Alter, Beruf und Gesundheitszustand einen *unterschiedlichen* Bedarf an Nahrungsenergie hat, und sie beachten nicht das *ausgewogene Verhältnis der Grundnährstoffe* (Fette, Eiweiße, Kohlenhydrate) *zueinander* – unerläßliche Bedingung für einen *reibungslosen Stoffwechsel,* auf dem unter anderem sämtliche organischen Funktionen gründen.

Die Deutsche Gesellschaft für Ernährung empfiehlt folgende Anteile an der Nahrungszufuhr für eine optimale Unterstützung des Organismus: Kohlenhydrate 55 bis 60 Prozent, Fette 25 bis 30 Prozent, Eiweiß 10 bis 15 Prozent.

An wenigen Beispielen soll nun gezeigt werden, daß solche Abmagerungskuren die tatsächlichen Erfordernisse des Körpers nicht berücksichtigen und somit den ohnehin gestörten Stoffwechsel noch mehr aus dem Gleichgewicht bringen:

- Die »Humplik-Diät« (täglich 4 Kilo rohes Obst und Gemüse, 1 Kilo Fleisch sowie viel Öl) oder die »Atkins-Diät« (Fleisch, Fisch, Eier, Milchprodukte, Fett in unbegrenzter Menge, alles andere verpönt) sind eiweiß- und fettreich und wirken sich auf die Stoffwechsellage verheerend aus. Der angestrebte Effekt ist offenbar, möglichst schnell Überdruß hervorzurufen, damit der Diätler weniger ißt.

- Kohlenhydratbetonte Diäten um ein dominierendes Nahrungsmittel: z. B. »Kartoffel-Diät«, »Reisdiät«, Zitronensaftkur«, »Brotdiät«. Sie sind nicht nur eintönig, sondern auch einseitig. Länger als zwei Wochen sollten sie nicht durchgeführt werden. Wenn danach eiweißreiche Nahrungsmittel wie Fleisch wieder auf den Speiseplan kommen, ist das vorherige Gewicht schnell wieder erreicht.

Einzelne schlankmachende Nahrungsmittel gibt es außerdem nicht.

- Die Eiweiß-Diäten: zwei Wochen lang unbegrenzt und nur tierische Proteine; nach 14 Tagen wird Gemüse hinzugefügt und wieder nach 14 Tagen zuckerarmes Obst. Zu den eiweißbetonten Diäten gehören u. a. die Mayo-Diät (vorwiegend hartgekochte Eier) und die Max-Planck-Diät. Solche Diäten sind verstopfungsfördernd und belasten erheblich die Leber, die Nieren sowie den Darm.

Die Verteufelung der Kohlenhydrate als angebliche Dickmacher, die sogar – heute noch – von manchen Medizinern vertreten wird, beruht eigentlich nur auf einer halben Wahrheit: »Leere« Kohlenhydrate in Form von Einfach- und Zweifachzucker (Glucose, Fructose und Saccharose), vor allem also Industriezucker, bewirken einen raschen Anstieg des Blutzuckerspiegels und eine erhöhte Insulinausschüttung, wodurch der Zuckerspiegel ebenso rasch wieder fällt. Nehmen wir dagegen Kohlenhydrate in Form von Vielfachzuckern zu uns, z. B. Vollkornmehl, garantiert deren langsamer Abbau in Einfachzucker einen konstanten Blutzuckerspiegel.

Die ballaststoffreichen Kohlenhydrate regen außerdem die Darmtätigkeit an, stabilisieren den Blutzuckerspiegel, sättigen schneller, steigern den für das Sättigungsgefühl so wichtigen Serotoninspiegel im Körper und – für unseren Zusammenhang wichtig – reduzieren die Fettaufnahme.

Das gilt übrigens auch für die Fette. Während ihre drastische Reduzierung sehr begrüßenswert ist, kann ihre vollständige Verbannung – vor allem bei Kindern – zu einem Nährstoffmangel führen. Insbesondere die mehrfach ungesättigten Fette, die nur über die Nahrung aufgenommen werden können, sind für den Aufbau der Zellmembrane und wichtiger Hormone äußerst wichtig.

Es ist bezeichnend, daß die einseitigen Blitzdiäten in den meisten Fällen zu Ausbrüchen führen: Durch den weitgehenden Verzicht auf Kohlenhydrate werden die vornehmlich in den Muskeln und in der Leber befindlichen Energievorräte ziemlich bald aufgebraucht, man fühlt sich allgemein schwach, schlecht und so frustiert, daß es kaum einem gelingt, durchzuhalten. Kohlenhydratarme Hungerdiäten drücken nämlich auf das Gemüt und die Seele. Selbst diejenigen, die es geschafft haben, den größeren Teil ihrer überschüssigen Pfunde abzubauen, gönnen sich vor lauter Frust endlich etwas und finden dabei ihre alten Eßgewohnheiten *und* ihr altes Gewicht wieder.

Nur der Fettabbau steht im Mittelpunkt; daß der Organismus selbst bei Fettabbau Eiweiße *und* Kohlenhydrate braucht, wird übersehen. Das hat zur Folge, daß nach vielen Diäten der *Muskelfett*anteil weniger geworden ist, während der *Körperfett*anteil gleich blieb oder gar stieg! Das ist der Grund, weshalb manche trotz zahlreicher Hungerdiäten ständig zunehmen. Auf Grund komplizierter Stoffwechselanspannungen nimmt man ohnehin von Diät zu Diät immer weniger ab.

Der berühmte Jo-Jo-Effekt ist erreicht, und das Problem Übergewicht wird zum Dilemma (Dick durch Diät!) und zum Alptraum.

Restriktive Schlankheitskuren führen schon deshalb in die Sackgasse, *weil eine umfassende Korrektur des bisherigen Ernährungsfehlverhaltens nicht stattfindet:* Jahrelange falsche Eßgewohnheiten können dabei nicht abgelegt und durch bessere ersetzt werden. Der Übergewichtige bekommt nicht die Möglichkeit, anhand konkreter ernährungswissenschaftlicher Hinweise und diätetisch wohl überlegter Rezepte über vernünftige, sprich gesunde und gesunderhaltende Ernährung nachzudenken.

In den Kapiteln »Apfelessig und gesunde Lebensweise« und

»Apfelessigkur zum Abnehmen« findet die Leserin/der Leser zahlreiche Hinweise für eine solche Eßverhaltenkorrektur, die in Verbindung mit einer *vernünftigen Reduktion* der Nahrungsaufnahme sowie einer Umkehr in der Lebensweise das Nahziel »Übergewichtabbau« und das Fernziel »dauerhaft richtiges Gewicht« zu erreichen helfen.

Eine Gewichtsreduzierung, die *auf jeden Fall* anstrebenswert ist, führt vor allen Dingen zu einer Besserung der Stoffwechsellage: Die im Fettgewebe lagernden Giftstoffe werden beim Fettabbau ausgeschieden, das große Entsorgungsorgan Leber, aber auch die »Ausleiter« Nieren und Haut werden entlastet. Wie bereits erwähnt, beeinflußt Fettabbau außerdem manches Krankheitsgeschehen günstig.

Daß die Reduzierung der Nahrungsaufnahme insbesondere bei starkem Übergewicht sich nicht nur positiv auf den allgemeinen Gesundheitszustand, sondern auch lebensverlängernd auswirkt, zeigen die sensationellen Ergebnisse in Amerika durchgeführter Experimente an Ziegen: Tiere, denen man nur 60 Prozent der Futtermenge gab, wiesen eine drei- bis siebenfach höhere Überlebensrate auf! Ähnliche Ergebnisse wurden bei einer durchgängigen Fütterung mit Frischfutter festgestellt – ein Beweis dafür, daß die Ernährung unser Schicksal ist.

Wir möchten zum Schluß auf zwei Altersgruppen eingehen, bei denen das Phänomen Übergewicht verheerende Auswirkungen haben kann: Kindheit und Alter.

Übergewicht beim Kind

Die Weichen für die überzähligen Pfunde werden sehr oft *während der Kindheit gestellt.* Bereits jedes dritte Kind hat Übergewicht. Doch dieses Übergewicht bei Kindern wird allzuoft verharmlost: Weitverbreitet ist nach wie vor die

Meinung, dicke bzw. mollige Kinder seien besonders widerstandsfähig gegenüber Krankheiten. Dem ist aber nicht so, sie erkranken schneller, sind gegenüber Operationen und Narkosen anfälliger, sind in der Schule leistungsgehemmter und haben auch oft unter ihrem Aussehen zu leiden.

Bis auf einige Fälle, bei denen Fettleibigkeit erblich bedingt ist, ist Übergewicht meistens auf ein Ernährungsfehlverhalten zurückzuführen.

Eine besondere Aufgabe der Eltern – bzw. des Kinderarztes, wenn die Eltern sich selber falsch ernähren und übergewichtig sind – ist, für eine milde, ausgewogene und vorwiegend basische Ernährung ihrer Kinder zu sorgen. Konkrete Ernährungstips für ein gesundes Wachstum bzw. für eine *gezielte* Gewichtsreduzierung findet der Leser in den Kapiteln 5 und 6.

Kleinkindern werden sehr oft Gerichte von den Erwachsenen abgezweigt, die zuviel Fett und Salz enthalten. Von Fastfood als Dauerernährung und den damit verbundenen Gefahren war bereits die Rede: Schon in den jungen Jahren werden die Voraussetzungen für spätere Zivilisationskrankheiten geschaffen.

Fettzellen werden bereits in jungen Jahren, vornehmlich im Unterhautgewebe, angelegt. Sie haben die wichtige Aufgabe, Fett zu bevorraten, um dieses – bei Bedarf – zur Energieumwandlung bereitzustellen. Ein Mensch ohne Gewichtsprobleme besitzt zwischen 15 und 25 Milliarden Fettzellen, ein stark Übergewichtiger jedoch das Sieben- oder gar Achtfache! Bei ungesunder Ernährung – das heißt, wenn die zugeführten Nährstoffe nicht richtig verstoffwechselt werden – gelangt vermehrt überschüssiges Fett in die Zellen des Fettgewebes, die mit der Zeit enorm *aufquellen* können. Die schwabbeligen »Problemzonen« (Po, Bauch, Oberschenkel und Hüften) sind das typische Erscheinungsbild.

Gesunde Ernährung und richtiges Eßverhalten vermeiden, daß mehr Fettzellen als unbedingt nötig gebildet werden. *Richtig essen will nämlich gelernt sein.* Eßverhalten und -gewohnheiten gehen nämlich auf Lernprozesse in der Kindheit zurück, schlechte Gewohnheiten lassen sich später schwer beheben. Kinder sollten möglichst früh lernen, was eine gesunde Ernährung kennzeichnet und auf gesunde Ernährung zu achten. Es ist daher wichtig, daß Eltern – und Großeltern! – dabei mit gutem Beispiel vorangehen und *gemeinsam* mit dem Kind essen. Sie sollten vor allen Dingen das Kind nicht überreden, mehr zu essen, als es eigentlich möchte oder kann, oder es gar zwingen, seinen Teller leer zu essen oder es mit Süßigkeiten zum Essen aufmuntern. Das Kind muß selber die Fähigkeit entwickeln, allein über Hungergefühl oder Sattsein zu entscheiden. Daß Ernährungswesen nicht Gegenstand einer Unterrichtseinheit an Grundschulen ist, ist bedauerlich.

Übergewicht und Alter

Viele in dieser Altersgruppe fragen sich, warum sie ihre Ernährungsgewohnheiten ihrem Alter anpassen sollten, nachdem sie jahre- bzw. jahrzehntelang nur das gegessen haben, was ihnen schmeckte – warum sie auf einmal mehr darauf achten sollten, was und wieviel sie essen.

Altern ist keine Krankheit, sondern ein natürlicher Vorgang, Biomorphose genannt, der eine Reihe von Veränderungen, physiologische und seelische, hervorruft. Normale Verschleißerscheinungen treten zutage, vor allem im Bewegungsapparat, Konzentrationsschwierigkeiten machen sich bemerkbar, der Energievorrat des Körpers geht allmählich, aber sicher zur Neige, Geschmacks- und Geruchssinn verändern sich manchmal insofern, als Salziges und Süßes nicht mehr richtig wahrgenommen werden.

Zu den wohl bedeutendsten Veränderungen gehört aber die Verkleinerung der Organe, die auf eine Verringerung des Wassergehalts im Körper von 62 auf rund 54 Prozent zurückzuführen ist. Das hat zur Folge, daß der Gehalt an lebenswichtigen Mineralien wie Magnesium und Kalium, die wasserlöslich sind, ebenfalls geringer wird. Deshalb raten viele Ärzte ihren älteren Patienten, viel zu trinken, selbst wenn diese keinen Durst haben. Wir möchten an dieser Stelle vorwegnehmen, daß Apfelessig – in Form des im Kapitel 4 beschriebenen Grundgetränks – den Organismus der älteren Menschen mit allen essentiellen Vitaminen, Mineralstoffen und Spurenelementen versorgt.

Die verminderte Pumpkraft des Herzens wirkt sich negativ auf die Leistung jener Organe aus, die einer besonders guten Durchblutung bedürfen: die Leber und die Nieren nämlich. Besonders die Leber leidet darunter, zumal ihr Fettgehalt sich mit den Jahren beträchtlich erhöht, so daß sie eine ihrer wichtigsten Funktionen, den Fettstoffwechsel, nicht mehr befriedigend verrichten kann. Dadurch werden die Giftstoffe zunehmend langsamer abgebaut, das gilt ebenfalls für die Nieren.

Durch die Veränderungen der Schleimhaut und Muskulatur im Magen-Darm-Bereich dauert die Verdauung wesentlich länger, was nicht ohne Wirkung auf die Nahrungsverwertung und auf bereits vorhandenes Übergewicht bleibt.

Ebenso wie die Organe wird die Haut weniger durchblutet. Sie wird trockener, faltiger und büßt an Spannkraft ein, doch nicht nur das: Der Hautstoffwechsel läßt allmählich nach und läuft mit der Zeit nur noch auf Sparflamme.

Zu den im Laufe dieses Kapitels aufgezählten Ernährungsfehlern, die übrigens jahrelang wiederholt werden, kommt hinzu, *daß der Energiebedarf durch eine viel geringere kör-*

perliche Leistung sinkt, wenn auch der Vitalstoffbedarf nach wie vor gleich bleibt. Auf diese Diskrepanz sind die zahlreichen Übergewichtsprobleme und ernährungsbedingten Erkrankungen des Alters zurückzuführen. Die Lösung heißt einfach: anders und gesund essen. Eine gesunde, sprich ausgewogene Ernährung ist für die älteren Semester ebenso wichtig wie für Kinder und Jugendliche.

2. KAPITEL

Worin besteht das Geheimnis von Apfelessig?

Apfelessig, der im Handel ebenfalls unter der Bezeichnung »Obstessig« zu beziehen ist, wird zur Zeit im Rahmen zahlreicher Ratgeber vielfach angepriesen.

Mit dem Destillationsverfahren ist es mittlerweile möglich, aus allen Obst-, Gemüse- und Getreidearten einen Essig zu gewinnen. Doch sind Wein- und Apfelessig, offenbar durch ihre preisgünstigere Herstellung, die am meisten verbreiteten Essigsorten. Für die Speisenzubereitung und eine Dauerkur als Grundgetränk sollte man aber einen an der *naturtrüben* Farbe zu erkennenden Essig aus *ganzen,* frischen, sonnengereiften Äpfeln verwenden, weil alle wertvollen Inhaltsstoffe des Apfels erhalten bleiben. Einen solchen qualitativ hochwertigen Apfelessig bieten alle Bioläden und Reformhäuser. Nicht selten wird aber heller Fabrikessig als Restverwertung aus Schalen und Gehäuse bzw. aus angefaulten Äpfeln hergestellt und ist dementsprechend viel preiswerter. Solcher Apfelessig eignet sich eher für Wasseranwendungen (Bäder, Körperwaschungen) sowie für Einmachrezepte.

Neben diesen Essigarten, die nach der Grundsubstanz benannt sind, aus der sie hergestellt werden, gibt es ebenfalls Kräuter- oder Gewürzessig (z. B. Estragon-Essig, Dill-Essig,

Knoblauch-Essig), der dem Basisessig eine geschmackliche Note bzw. zusätzliche Wirkstoffe gibt.

Jeder kann eigentlich seinen *individuellen* Essig zubereiten, der entweder auf den eigenen Geschmack abgestimmt ist oder das allgemeine Wohlbefinden stärkt bzw. bestimmte gesundheitliche Beschwerden bekämpft.

Wer viel Zeit und Muße hat, wird seinen Apfelessig selber herstellen und Apfelwein in einem Glasballon oder einem breiten Gefäß mit Essigbakterienkulturen vergären. Das Ansetzen ist allerdings nicht so leicht, wie man annimmt, und verlangt eine gewisse Erfahrung. Seien Sie also nicht enttäuscht, wenn Ihr Essig Ihnen am Anfang ein paarmal zu sauer gerät!

Am besten und bequemsten läßt man an einem dunklen, trockenen Ort die Kräuter oder Heilpflanzen drei Wochen lang in einer verschlossenen Flasche Apfelessig ziehen. Im nächsten Kapitel »Was bewirkt Apfelessig?« findet der Leser eine Aufstellung der für unseren Zusammenhang in Frage kommenden Heilpflanzen mit deren Wirkeigenschaften.

Bei der Wiederentdeckung des Apfelessigs führte man seine außergewöhnliche Langzeitwirkung in erster Linie auf seinen Kalium-Gehalt zurück. Mit Kalium-Werten von 144 bis 200 mg auf 100 g ist das Ausgangsprodukt Apfel jedoch nicht oder kaum kaliumhaltiger als andere Obstsorten; viele Gemüsearten, etwa Fenchel, bieten ergiebigere Kaliumquellen. Das Geheimnis des Apfelessigs ist woanders zu suchen. Mittlerweile macht sich die Ansicht breit, daß seine besondere Heilwirkung *durch seine optimale, ausgewogene Zusammensetzung* bedingt ist. Wir teilen ebenfalls diese Einschätzung. Mit inzwischen über 100 identifizierten Inhaltsstoffen gehört der Apfel zweifellos zu den nährstoffreichsten Lebensmitteln. Der berühmte Spruch »Ein Apfel am Tag vertreibt den Arzt« kommt nämlich nicht von ungefähr.

Aufgrund seines niedrigen Eiweiß- und Fettgehalts (jeweils 0,3 g und 0,5 g auf 100 g) ist der Apfel ein leicht bekömmliches, *schlankmachendes* Lebensmittel. Der Nährwert von frischen Äpfeln beträgt rund 55 kcal je 100 g. Mit 11 g ist die Kohlenhydratzufuhr relativ hoch, worauf die sättigende Kraft dieser geliebten Frucht zurückzuführen ist. Bei der Umwandlung in Apfelessig verändern sich diese Werte übrigens nur geringfügig, der Fettanteil nähert sich sogar der Null-Prozent-Grenze!

Die wertvolle Bedeutung des Apfels liegt aber in der Zufuhr an lebenswichtigen Vitaminen, Mineralstoffen, Spurenelementen und Bioaktivstoffen begründet. Die nachstehende Tabelle gibt eine Aufstellung der wesentlichen Bestandteile des Apfels, die beim Gärungsprozeß dem Apfelessig zugute kommen. Daß einige Angaben gegenüber manchen Veröffentlichungen variieren, liegt an den Apfelsorten, die zur Messung ausgesucht wurden, sowie an ihrem Frischezustand.

Wir haben lediglich die Inhaltsstoffe hervorgehoben, die bei den Stoffwechselvorgängen und dem Verdauungsgeschehen von entscheidender Bedeutung sind.

Insgesamt enthält der Apfel rund 30 Mineralstoffe, darunter alle 15 *lebensnotwendigen,* das heißt solche, die nur über die Nahrung zugeführt werden können.

Kalium ist in bezug auf den Stoffwechsel wohl das Schlüsselmineral. 99 Prozent des im Organismus enthaltenen Kaliums befindet sich in der Intrazellularflüssigkeit der Zellen. Kalium ist für den *Zellstoffwechsel* zuständig. Durch den sogenannten osmotischen Druck in den Zellen bewirkt es den *Stofftransport* – also die Zufuhr an Sauer- und Nährstoffen und das Wegschaffen der Abfallprodukte über die Blutbahn. Außerdem reguliert Kalium den Flüssigkeitshaushalt in den Zellen, indem es sie entwässert. Wir haben im ersten

Mineralstoffe und Spurenelemente: (0,4 g auf 100 g)	
Kalium	144–200 mg
Natrium	4 mg
Magnesium	8–12 mg
Calcium	7 mg
Phosphor	12 mg
Chlorid	2 mg
Zink	0,120 mg
Kupfer	0,100 mg
Eisen	0,480 mg
Schwefel	0,300 mg
Mangan	0,065 mg
Fluorid	0,007 mg
Jod	0,002 mg
Selen	0,001 mg
Silizium	Spuren

Kapitel gesehen, daß eine zu salzreiche Ernährung Wasser im Organismus zurückhält, die Bildung von Ödemen begünstigt und Übergewicht fördert. Hier gleicht Kalium die Wirkung des Natriums aus. Bei besonders großem Kaliummangel laufen die Zellen Gefahr, aufzuschwellen und zugrunde zu gehen.

Außerdem reguliert Kalium den Säure-Basen-Haushalt, indem es einige Enzyme aktiviert, und wirkt damit der Übersäuerung des Organismus entgegen.

Gerade bei radikalen Abmagerungskuren, die mit größter nervlicher Belastung und einer Unterversorgung mit Grundnährstoffen verbunden sind, sowie bei einer zu salzreichen Kost kann Kaliummangel auftreten. Die Folgen sind Krämpfe, Nierenüberbelastung, Erschlaffung der gesamten Muskulatur, auch des Herzmuskels, sowie der Gehirn- und

Nervenzellen mit einhergehender Reizbarkeit und Müdigkeit.

Der Kaliumbedarf des Organismus beträgt täglich etwa 2 g. Mit anderen Worten: Eine *kaliumreiche* Kost ist empfohlen, um vor allem die Muskelfunktion aufrechtzuerhalten. Einen hohen Kaliumgehalt haben unter anderem Milch, Bananen, Kartoffeln, Spinat, Rosenkohl, Grünkohl, Brokkoli, weiße Bohnen, Linsen, Löwenzahn, Geflügel, Fisch.

Natrium spielt eine ähnliche Rolle im Zellstoffwechsel wie Kalium: Es reguliert den osmotischen Druck der Zellflüssigkeit und damit den Wasserhaushalt des Körpers, allerdings als dessen Gegenspieler, da Natrium Flüssigkeit zurückhält. Ebenso wie Kalium beeinflußt es das Stoffwechselgeschehen durch Katalysierung verschiedener Enzyme sowie die Erregbarkeit der Muskeln und Nerven. Außerdem trägt Natrium erheblich zur Regulierung des Säure-Basen-Haushalts im Körper bei, indem es Basen bildet und damit der Übersäuerung entgegenwirkt.

Ein Zuviel an Natrium in Form von Natriumchlorid (= Kochsalz) wirkt sich allerdings sehr negativ auf die Gefäße aus und fördert Herz-Kreislauf-Erkrankungen sowie eine Demineralisierung der Knochen. Dagegen kommt ein Natriummangel eigentlich fast nie vor, da unser Tagesbedarf an Natrium (5 g) in Form von Kochsalz durch unsere Ernährung bereits reichlich gedeckt wird. Abnehmwillige sollten ihre Kost möglichst natriumarm halten, da Natrium nahezu vollständig im Darm resorbiert, das heißt aufgenommen wird. Das gilt auch für Chlorid.

Wer abnehmen will/muß, soll ohnehin viel trinken, um die sauren Stoffwechselabbauprodukte im Körper auszuschwemmen. Am besten entscheidet er sich aus den vorgenannten Gründen für ein Mineralwasser, das möglichst wenig Natrium und Chlorid enthält.

Magnesium, das für die Aufnahme von Kalzium notwendig ist, beeinflußt den Knochenbau, die Übertragung der Muskelkontraktionen und der Nervenimpulse, aber auch die Zellbildung. Die Hälfte des im Körper befindlichen Magnesiums ist in den Knochen enthalten, der Rest befindet sich in der Intrazellularflüssigkeit, wo er den Eiweiß- und Kohlenhydratstoffwechsel fördert. Magnesium unterstützt die Tätigkeit von rund 300 Enzymen und damit die Tätigkeit der Verdauungsorgane. Magnesium ist außerdem leicht gallentreibend und wirkt daher bei Verstopfung.

Magnesium, dessen Zufuhr 300 bis 400 mg täglich betragen sollte, ist ein *basisch wirkendes Mineral* und trägt als solches zur Regulierung des Säure-Basen-Haushalts im Körper bei. Bezeichnenderweise tritt Magnesiummangel sehr oft bei besonders eiweiß- und fettreicher Ernährung sowie bei Diabetikern auf.

Gute Magnesiumlieferanten sind Vollkornprodukte, Hülsenfrüchte, Blattgemüse (Spinat und Mangold) und Nüsse.

Kalzium: Es ist wenig sinnvoll, in jungen Jahren größere Kalziummengen zuzuführen, da Kalzium nicht mehr als benötigt (rund 30 Prozent der Zufuhr) vom Organismus aufgenommen wird. Der Überschuß wird unverbraucht ausgeschieden. Milchprodukte sind bekanntlich hervorragende Kalziumlieferanten, haben allerdings einen relativ hohen Fettanteil, was sich nicht unempfindlich auf das Gewicht auswirkt. Übergewichtigen sei daher empfohlen, Milchprodukte mit möglichst geringem Fettanteil zu privilegieren (ganz besonders frische Molke, Harzerkäse, fettarme Joghurts). Grüngemüse (etwa Spinat, Fenchel, Grünkohl, Löwenzahn) stellen aufgrund ihres guten Kalziumgehalts auf jeden Fall eine gute Alternative dar. Ein zu hoher Kalziumspiegel im Blut führt zu Kalkablagerungen an den Gefäßen.

Kalzium ist in erster Linie ein unentbehrliches Bauelement für die Knochen, es spielt aber auch eine nicht minder bedeutsame Rolle beim Aufbau und der Funktionstüchtigkeit der Zellen. In unserem Zusammenhang »Stoffwechsel« und »Versäuerung des Organismus« ist Kalzium ein Basenbildner und hilft damit, die überschüssige Säure im Organismus zu neutralisieren.

Phosphor spielt bei der Energieübertragung (der Umwandlung der Nährstoffe in Energie) sowie bei der Zellvermehrung eine wichtige Rolle. Außerdem ist er mit Kalzium am Aufbau der Knochen beteiligt. Es ist entscheidend, daß die Zufuhr an Phosphor und Kalzium in einem konstanten Verhältnis (etwa 1,4 g zu 1 g) erfolgt, was eine *ausgewogene, vorwiegend frische Kost* allemal gewährleistet. Eine zu große Phosphorzufuhr hemmt dagegen die Kalzium- und die Magnesiumverwertung erheblich. Das ist der Fall vor allem bei vorbehandelten und fettreichen Nahrungsmitteln (z. B. Fertiggerichte, Fleischkonserven, Wurstwaren).

Man sollte darauf achten, daß das Verhältnis in der Zufuhr dieser wichtigsten Mineralsalze aufrechterhalten wird. Auf das Gleichgewicht kommt es an! Eine einseitige denaturierte Zivilisationskost führt zu einer Unterversorgung bzw. zu einem Übergewicht bestimmter Mineralstoffe (Natrium, Chlorid, Phosphor). Störungen und spätere Entgleisungen des Stoffwechsels sind damit programmiert. Dagegen sorgt eine *Vollwertkost* für eine konstante ausgewogene Versorgung mit essentiellen Mineralstoffen und Spurenelementen.

Essentielle Spurenelemente sind ebenso wie Mineralstoffe am Stoffwechsel beteiligt, unterstützen vielfach die Wirkung der Vitamine bzw. sind für ihre Aufnahme notwendig (z. B. Zink für die Vitamine A und B_{12}) oder sind Bestandteile von Hormonen bzw. Enzymen. Einige dieser Spurenelemente möchten wir hervorheben, auch wenn sie bis jetzt zum Teil wenig erforscht wurden:

- *Jod* (enthalten vor allem in Radieschen, Zwiebeln, Kresse, Meeresfrüchten und Fisch) befindet sich zum großen Teil in der Schilddrüse und reguliert viele Vorgänge des Stoffwechsels.
- *Kupfer* (Hülsenfrüchte, Vollkorn, Nüsse), *Mangan* (Vollkorn, Hülsenfrüchte) und *Zink* (Leber, Seefisch, Milch) sind Bausteine zahlreicher Enzyme, ohne die Stoffwechselprozesse gar nicht möglich wären.
- *Zink, Nickel* (Obst, Gemüse, Getreide) und *Kobalt* (Milch, Meeresfrüchten, *Leber*) wirken günstig auf die Bauchspeicheldrüsenfunktion und bekämpfen das Hungergefühl.

Vitamine:

Vitamin B_1 (Thiamin)	0,040 mg
Vitamin B_2 (Riboflavin)	0,035 mg
Pantothensäure (B_5)	0,110 mg
Vitamin B_6 (Pyridoxin)	0,050 mg
Nikotinsäure (Niacin)	0,300 mg
Folsäure	0,008 mg
Vitamin H (Biotin)	0,100 mg
Provitamin A (Beta-Carotin)	0,045 mg
Vitamin C (Ascorbinsäure)	12 mg
Vitamin E	0,500 mg

Eine entscheidende Bedeutung für den Stoffwechsel hat in erster Linie der Vitamin-B-Komplex, der acht Vitamine umfaßt und vorwiegend *kohlenhydrathaltige* Lebensmittel begleitet: Vitamin B_1, B_2, Nicotinamid, Pantothensäure, Biotin, Folsäure, B_6, B_{12}. Sie haben eine ähnliche Aufgabe: *Energie aus der Nahrung freizusetzen und zu verwerten.*

Die für die lebende Zelle unentbehrlichen Vitamine des B-

Komplexes sind wasserlöslich, das heißt, sie können nicht im Körper gespeichert werden und müssen *regelmäßig* aufgenommen werden. Ein Überschuß an diesen Vitaminen wird einfach über den Urin ausgeschieden. Denaturierte Nahrung, das heißt raffinierte, chemisch oder mechanisch manipulierte Nahrung hat einen beträchtlichen Teil ihrer Vitalstoffe verloren. Auszugsmehlprodukte sind beispielsweise ausgesprochen arm an Vitamin B, wie nachfolgende Vergleichstabelle zeigt, und können dadurch schwerwiegende Stoffwechselstörungen begünstigen. Das liegt auch daran, daß bei der Verarbeitung eines Nahrungsmittels die einzelnen Vitamine verschieden stark zerstört werden und somit eine Verschiebung des Verhältnisses der Vitamine zueinander erfolgt. Fällt ein Vitamin vorübergehend aus, wird die Wirkung aller anderen eingeschränkt.

	Weiß-/Graumehl mg/kg	Vollkornmehl mg/kg
Vitamin B_1	0,7	5,1
Nicotinsäure	7,7	57,0
Pantothensäure	23,0	50,0
Vitamin E	–	24,0
Provitamin A	–	3,3
Eisen	7,0	44,0
Kalium	1 150,0	4 730,0
Kalzium	60,0	120,0

- *Vitamin B_1* ist zuständig für die Umwandlung von Kohlenhydraten und von Alkohol in Energie. Außerdem verhindert es den Aufbau von giftigen Produkten beim Stoffwechsel. Vitamin B_1 ist besonders wichtig für die Tätigkeit des Herzmuskels und das Gleichgewicht des Nervensystems. Ein Mangel an Vitamin B_1 äußert sich u. a.

durch Kopfschmerzen, Konzentrationsschwierigkeiten, geschwollene Beine, Muskelschwäche.

- *Vitamin B₂* (vor allem in Milch- und Getreideprodukten, Eiern, Fleisch und Fisch) dient dem Abbau von Fett und Eiweiß und unterstützt auf diese Weise die Leberfunktion.

- *Vitamin B₆* (u. a. in Kartoffeln, Bohnen, Reis, Vollkorn) ist notwendig für die Umwandlung der Eiweiße in Energie; außerdem wirkt es bei der Bildung von Antikörpern und roten Blutkörperchen.

- *Pantothensäure* (besonders in Vollkornprodukten, Blattgemüse, Dörrobst) ist eigentlich wichtig für den Stoffwechsel aller Nährstoffe, jedoch in erster Linie für den von Cholesterin und Fett.

- *Biotin (Vitamin H)* hat eine vergleichbare Aufgabe wie die *Pantothensäure.* Es ist vor allem in tierischen Organen (Herz, Leber), aber auch in Sojabohnen reichlich enthalten.

- *Nicotinsäure* ist am Kohlenhydrat- und Fettstoffwechsel beteiligt und für den Energiehaushalt der Zellen zuständig. Sie wirkt außerdem auf das Nerven- und das Verdauungssystem und ist vornehmlich in Hülsenfrüchten, Nüssen, Geflügel und magerem Fleisch anzutreffen.

- *Folsäure,* das auch Vitamin M genannt und zur Bildung von roten Blutkörperchen benötigt wird, spielt eine nicht mindere Rolle bei der Umwandlung der Eiweiße. Zu ihren Hauptquellen gehören Grüngemüse, Getreideprodukte sowie Leber.

Die *fettlöslichen Vitamine* (A, D, E, K) sind vor allem in *fetthaltigen* Nahrungsmitteln enthalten. Im Gegensatz zu den wasserlöslichen der B-Gruppe können fettlösliche Vitamine vom Körper gespeichert werden, so daß ein Überangebot zu *Vergiftungserscheinungen* führen kann. Wer ohnehin mit starkem Übergewicht kämpft, sollte aus diesem Grund Grüngemüse privilegieren, das bekanntlich Beta-Carotin (= Provitamin A) und Vitamin K enthält.

Außer den vorgenannten Vitalstoffen liefert der Apfel einige Ballaststoffe (vor allem *Pektin*), die immerhin 2,5 g ausmachen, ein für Obst relativ hoher Wert.

Ferner enthält Apfel Milchsäure (wichtig für den Wasserfilm der Haut), die Bioaktivstoffe Flavonide (Vitamin P, von allen Obstarten am meisten) und Carotinoide (0,047 mg) sowie zahlreiche Aminosäuren, darunter schwefelhaltige, die das Vitamin A unterstützen und zur Bildung körpereigener Proteine beitragen, ohne die Leben nicht möglich wäre.

Vitamine, Mineralstoffe und Spurenelemente lassen sich ja ebenso über andere Lebensmittel beziehen, wird man uns entgegnen. Warum dann Apfelessig? Beim Apfelessig kommt aber eine entscheidende Komponente hinzu: nämlich die *Essigsäure,* auf die seine »geheimnisvolle« Wirkkraft zurückzuführen ist.

Seit den Arbeiten des Biochemikers Hans Adolf Krebs in den fünfziger Jahren über den Zitronensäurezyklus im menschlichen Körper weiß man, daß der Organismus für die vielfältigen Stoffwechselvorgänge Essigsäure in relativ großer Menge (etwa 100 g täglich) benötigt und sie zum Teil selbst produziert. Essigsäure *reguliert vor allem den Stoffwechsel der Fette und erhöht den Energieverbrauch der Zellen.* Das gilt auch für die übrigen, ebenfalls im Apfelessig enthaltenen Säuren – Sorbit (500 mg), Zitronensäure (200 mg), Apfelsäure (500 mg) und Ascorbinsäure bzw. Vitamin C (12 mg) –, die zu Recht als »Schlankheitssäuren« bezeichnet wurden.

Wir werden im nächsten Kapitel außerdem feststellen, wie sehr Essigsäure die Tätigkeit von Magen und Darm fördert und die Ausscheidungsorgane Blase, Harnleiter und Nieren beim Entschlackungsprozeß unterstützt.

Fazit: Apfelessig beschleunigt die einzelnen Stoffwechsel-vorgänge, unter anderem die Produktion von Eiweißmole-külen. *Und wenn der Stoffwechsel auf Hochtouren läuft, erhöht sich der Energiegrundumsatz des Organismus,* das heißt, die benötigte Energie zur Aufrechterhaltung der Lebensfunktionen. Die unmittelbare Folge liegt auf der Hand: Es wird mehr Energie für das innere Geschehen ver-braucht, und man nimmt zwangsläufig ab.

Aufgrund seiner vielfältigen Vitalstoffe empfiehlt sich Apfel-essig als vorbeugendes und gesunderhaltendes Naturheilmit-tel. Eine Apfelessig-Kur hat aber nur dann Sinn, wenn die über einen längeren Zeitraum erfolgende Einnahme von Apfelessig sowie die Apfelessig-Anwendungen (s. Kapitel 4) durch eine gründliche Verhaltenskorrektur bzw. durch eine gesundheitsbewußte Lebensführung (s. Kapitel 5) *gestützt* werden.

3. Kapitel

Was bewirkt Apfelessig?

Apfelessig ist in letzter Zeit zu einem echten Tausendsassa unter den Naturheilmitteln avanciert. Man kann nur staunen über die breite Palette seiner Anwendungsmöglichkeiten. Apfelessig hilft nicht nur bei zahlreichen Befindlichkeitsstörungen und Beschwerden: z. B. übermäßiges Schwitzen, Ohrenschmerzen, Hühneraugen, Insektenstiche, Mundgeruch, Nasenbluten usw., sondern er stärkt auch das körpereigene Abwehrsystem, beugt sogar gegen Krebs und infektiöse Krankheiten vor, wirkt antiseptisch und hilft bei Hautproblemen.

Der Leser sei an das ebenfalls im Econ-Verlag erschienene Buch (Peter Grunert, *Apfelessig. Heilung aus der Natur*) verwiesen, wenn er Näheres über die einzelnen Krankheitsbilder und die für jedes Krankheitsbild möglichen Anwendungen mit Apfelessig erfahren möchte. Das gilt ebenfalls für den Einsatz von Apfelessig als Hautpflegemittel.

Unser Ratgeber, der sich wie gesagt ausschließlich mit dem Phänomen Übergewicht und seinen Folgen befaßt, möchte hier jedoch nur die Langzeitwirkung von Apfelessig auf die überaus komplizierten Vorgänge der *Nahrungsverwertung* erörtern. Eine solche Wirkung war bereits bei der im letzten Kapitel vorgenommenen Aufstellung der einzelnen Inhaltsstoffe erkennbar. Wir werden jetzt diese Erkenntnisse vertiefen.

Apfelessig

- wirkt allgemein vitalisierend auf die inneren Organe,
- fördert die Verdauung, hilft bei Durchfall und Verstopfung, trägt zur Darmsanierung bei,
- unterstützt den Fettabbau,
- kurbelt den Stoffwechsel, vor allem den Hautstoffwechsel, an, fördert die Entgiftung und Entschlackung des Körpers über die Haut, beugt Stoffwechselkrankheiten vor.

Apfelessig stärkt das Verdauungssystem und vitalisiert die einzelnen Verdauungsorgane. Daß Übergewicht sehr oft das Ergebnis einer langjährigen gestörten Verdauung ist, ist leider immer noch wenig bekannt.

Die Verdauung beginnt bereits im Mund. Apfelessig regt den Speichelfluß an, so daß die Vorverdauung der Kohlenhydrate mit Hilfe des Enzyms Ptyalin – vorausgesetzt, die Speisen werden richtig durchgekaut – problemlos einsetzen kann. Es ist aus diesem Grund sinnvoll, das Grundgetränk (2 Teelöffel Apfelessig in einem Glas Wasser) *kurz vor* der Mahlzeit einzunehmen. Die vor dem Essen zugeführte Flüssigkeit senkt ohnehin das Hungergefühl und hemmt den Appetit. *Gründliches Kauen* muß bewußt trainiert werden. Wer die Speisen auf die Schnelle hinunterschlingt, erschwert von vornherein den Verdauungsvorgang. Kauen Sie also jeden Bissen gut durch, und kosten Sie in aller Ruhe die Speisen. Das wird sich übrigens auf Ihr Gewicht auswirken, denn Sie werden weniger essen, der Sättigungspunkt tritt bekanntlich nach etwa 20 Minuten ein.

Man hat inzwischen festgestellt, daß Übergewichtige, vornehmlich Diabetiskranke, beim Essen die Lust auf Süßes und stärkehaltige Kohlenhydrate (wie z. B. Nudeln) weniger spüren, wenn sie vorher Apfelessig zu sich genommen haben. Man nimmt an, daß die Essigsäure manche in der Mundschleimhaut befindliche Hormone hemmt oder gar blockiert, die das Signal zur größeren Nahrungsaufnahme geben. Die bei solchen Menschen oft zu beobachtende Gier wird merklich gedämpft. Mit der Zeit kann sogar eine gewisse Geschmacksverlagerung eintreten, bei der dickmachende Speisen nicht mehr im Mittelpunkt stehen.

Apfelessig regt die Magentätigkeit an. Im Magen findet in erster Linie die Verdauung der Eiweiße mit Hilfe des Magensaftenzyms Pepsin statt. Es kommt nicht selten vor, daß die Magenzellen *zuwenig* Magensäure produzieren, die zur Bildung von Pepsin notwendig ist. Das hat zur unmittelbaren Folge, daß diese Verdauungsphase überaus lange dauert: Der Speisebrei wird nicht richtig verarbeitet, Gärungs- und Fäulnisvorgänge setzen ein mit den bekannten Begleiterscheinungen: Druckgefühl, Sodbrennen, Übelkeit, trockener Mund, schlechter Atem usw. Die Beeinträchtigung des normalen Verdauungsablaufs hängt auch damit zusammen, daß sich die meisten Leute in der westlichen Welt zu eiweißreich ernähren, vor allem zu viele tierische Proteine zu sich nehmen, die bei der Verdauung im Magen Säure erzeugen und ihn somit überanspruchen. Aus diesem Grund werden wir im Laufe dieses Buches häufig pflanzliche Proteine (Hülsenfrüchte, Getreideprodukte, Grüngemüse) empfehlen, die zudem faser- und ballaststoffreich sind.

Essigsäure kann den Magensaft ansäuern und so dazu beitragen, den pH-Wert im Magen zu senken. Auf diese Weise wird der Magentransit erheblich beschleunigt. Das hat den Vorteil, daß ein nicht unwesentlicher Teil der Fettstoffe nicht aufgeschlossen werden kann und direkt mit dem Stuhlgang ausgeschieden wird.

Magensäuremangel deutet unter anderem auf *Zinkmangel* hin. Als Obst weist der Apfel (und damit auch Apfelessig) einen relativ hohen Zinkwert auf. Hülsenfrüchte (Linsen, Bohnen, Erbsen) und Getreideprodukte sind ebenfalls hervorragende Zinklieferanten.

Für unseren Zusammenhang besonders wichtig ist die Tatsache, daß die Eiweißvorverdauung oft unzulänglich erfolgt. Inzwischen weiß man, daß bestimmte Eiweiße die Eigenschaft haben, *die Fettzellen aufzuschließen* und damit eine Reduzierung der Fettdepots zu ermöglichen. Daß manche Übergewichtige trotz gedrosselter Nahrungsaufnahme nicht abnehmen, kann durchaus darauf zurückgeführt werden.

Im übrigen wirkt die Magensäure auch *antibakteriell.* Die im Apfelessig enthaltene Essigsäure verstärkt diese Wirkung, so daß den Bakterien der weitere Weg bis zum Darm weitgehend versperrt wird, wodurch Störungen im Bereich des Dünndarms eingeschränkt werden.

Die Verdauung erfährt ihren Höhepunkt zweifellos im Dünndarm, wo die Nahrungsmittel aufgespalten werden, um anschließend in das Blut und die Lymphe zu gelangen. Dabei spielen Bauchspeicheldrüse und Gallenblase eine entscheidende Rolle: Die Bauchspeicheldrüse liefert neben dem eigenen Saft spezielle Enzyme für jeden Hauptnährstoff (Kohlenhydrate, Fette, Eiweiße), während die Gallenblase ihren flüssigen Inhalt zur Verdauung der Nahrungsfette im Dünndarm leert. Da der Fettstoffwechsel in einem wäßrigen Milieu erfolgt, werden die wasser*un*löslichen Fette durch die Gallensäuren in eine wasserlösliche Form umgewandelt, damit die feinen Fettpartikel durch die Darmwand über die Lymphe in Richtung Leber transportiert werden können, wo sie weiterverarbeitet werden.

Eine mangelnde Vorverdauung im Mund und im Magen führt allerdings zu einer *unzureichenden Aufspaltung der Nährstoffe* im Dünndarm, dabei entsteht Säure, die Gärungs- und Fäulniszustände erzeugt und die Darmschleimhaut bis zur Entzündung reizt. Das ist vor allem dann der Fall, wenn Bauchspeicheldrüse, Gallenblase und Darm zu wenig basische Verdauungssäfte zur Neutralisierung des sauren Speisebreis absondern.

Auch eine denaturierte, einseitige, oft scharfe Ernährung (vornehmlich Speisen aus raffiniertem Mehl oder Fabrikzucker), die ohnehin den Säure-Basen-Haushalt aus dem Gleichgewicht bringt, kann für solche Gärungsvorgänge verantwortlich sein: Die aufgenommene Kost ist nämlich nicht ballaststoffreich genug und verlangsamt die Bewegungen des Darms (Peristaltik). Von *Darmträgheit* ist dann die Rede. Die Darmwände werden schlaff, und die Darmmuskeln verlieren ihre Spannkraft. Die nicht selten halbverdauten oder gar unverdauten Speisen verweilen dadurch viel zu lange im Darmtrakt. Die Schlackenstoffe an den Darmschleimhäuten werden nicht sofort ausgeschieden und erzeugen besagte Giftstoffe, die wiederum von der Darmschleimhaut absorbiert und in das Blut geleitet werden. Die so wichtige Darmflora wird auf diese Weise langsam, aber sicher zerstört. Krankheitserreger (Pilze, Bakterien), die sich im basischen Darmmilieu gern ansiedeln, haben keinen Gegenspieler mehr und können ihr verhängnisvolles Werk, den Darm zu infizieren, ungehindert verrichten.

Eine ausgeprägte Darmträgheit, gepaart mit einer Schädigung der Darmflora, äußert sich in erster Linie durch

- *Blähungen.* Wer zu Blähungen neigt, sollte blähende Nahrungsmittel (wie Kohlgemüse, Hülsenfrüchte oder Zwiebeln) meiden, langsam essen, gründlich kauen, möglichst wenig beim Essen trinken und auf einen regelmäßigen Stuhlgang achten.

- *Chronische Verstopfung.* Eine ballaststoffreiche Vollwertkost, ausreichende Bewegung und genügend Flüssigkeit können dem Mißstand entgegenwirken. Abführmittel bewirken eigentlich nichts, außer das Leiden zu pflegen, da sie den Darm zu einer noch größeren Trägheit erziehen und dadurch eine immer größere Dosierung erfordern.

- *Durchfall.* Chronischer Durchfall ist das Hauptsymptom einer Darminfektion. Die Darmschleimhaut ist entzündet und kann ihre Funktion nicht mehr verrichten.

Apfelessig kann nicht nur Verdauungsstörungen im Darmtrakt günstig beeinflussen, sondern auch den Darm sanieren. Apfelessig wirkt stimulierend auf die Bewegungen der Darmmuskulatur und beschleunigt dadurch die Ausscheidung über den Darm. Das hat zur Folge, daß ein Teil der Fette *direkt* mit dem Stuhl ausgeschieden wird und nicht erst ins Blut bzw. in die Fettzellen gelangt. Der im Apfelessig enthaltene Ballaststoff Pektin spielt dabei eine besondere Rolle, da er wasserlöslich ist und daher länger im Darmbereich verweilen kann. Außerdem saugt Pektin die aus den Fäulnisvorgängen entstehenden Giftstoffe auf, bevor sie ins Blut gelangen.

Bei chronischer Verstopfung und häufigen Blähungen wirken die antibakteriellen Inhaltsstoffe von Apfelessig der Bildung von Giftstoffen entgegen und beugen damit Darminfektionen und -krankheiten vor. Apfelessig hemmt außerdem einen chronischen Durchfall und trägt zum schonenden Wiederaufbau der Darmflora bei, indem er unter anderem das Gleichgewicht der lebenswichtigen Darmbakterien wiederherstellt und reguliert. Apfelessig versorgt alle, die wegen einer chronischen Verdauungsstörung fasten müssen, mit den lebenswichtigen Vitaminen und Mineralstoffen. Das gilt übrigens auch, wenn die Verdauung mangelhaft erfolgt, das heißt, wenn un- oder halbgekaute Speisen unzureichend aufgespalten und verwertet werden.

Die Tabelle am Ende dieses Kapitels (s. S. 64 ff.) gibt eine Übersicht über die gängigsten Verdauungsstörungen, die jeweils zu meidenden bzw. zu bevorzugenden Nahrungsmittel sowie die entsprechenden Apfelessiganwendungen.

Apfelessig fördert den Fettstoffwechsel

Ein *störungsfreier Fettstoffwechsel* setzt eine *intakte Darmflora* voraus. Ist sie gestört, gerät der Fettstoffwechsel aus dem Gleichgewicht, die Leber ist überfordert, der Cholesterinspiegel steigt, die Fettmoleküle (Triglyzeride) quellen die Fettzellen im Bindegewebe zunehmend auf.

Zu den Fettstoffwechselstörungen gehören – neben Übergewicht – vor allem

- *Arteriosklerose.* Zu fette, salzige Ernährung sowie Alkohol führen zu sauren Ablagerungen aus Cholesterin, Blutfetten und Kalk in den Arterien und Herzkranzgefäßen. Die Gefäßwände verlieren dadurch ihre Elastizität und verengen sich derart, daß der Durchlaß des Blutstroms verhindert wird. Im Endstadium kommt es zum völligen Verschluß.

  Cholesterin, eine lebenswichtige Substanz zur Bildung der Galle und zum Schutz der Leberzellen, wird zum einen Teil in der Leber produziert, zum anderen über die Nahrung zugeführt. Letzterer Teil ist nicht löslich und muß daher durch die Eiweißträger HDL und LDL, Lipoproteine genannt, befördert werden. Während das HDL-Cholesterin wertvoll ist, wirkt LDL-Cholesterin, das immerhin rund 70 Prozent der im Blut befindlichen Fette transportiert, schädlich auf die Gefäße. Experimente haben gezeigt, daß bestimmte Bestandteile des Apfels (insbesondere das Pektin und das Vitamin C) bei einer entsprechenden Umstellung der Ernährung (s. Kapitel 5) auf eine vorwiegend basische Kost die Cholesterinwerte beträchtlich senken.

- *Gallensteine.* Fette aus dem Cholesterinabbau sowie Kalzium lagern sich in der Gallenblase ab und bilden mehr oder weniger große Steine. Wenn diese die Entleerung der Gallenblase stören oder verhindern, kommt es zu einer äußerst schmerzhaften Gallenkolik mit heftigen Krämpfen.
  Apfelessig, am besten in Verbindung mit frischem Schwarzrettichsaft, fördert die Entleerung der Gallenblase.
- *Leberschwäche.* Bei einer Überlastung der Leber infolge zu fettreicher Ernährung und übermäßigen Alkoholkonsums verringert sich die fettabbauende Funktion der Leber. Das hat unter anderem zur Folge, daß immer weniger Fettsäuren, die aus dem Dünndarm kommen, der Energiegewinnung zugeführt werden bzw. immer mehr direkt zu den Fettdepots des Bindegewebes gelangen. Außerdem kann die Leber die Entsorgung der Eiweißabbauprodukte über die Nieren und die Blase nicht mehr bewältigen.

Wie gesagt, Apfelessig beeinflußt die einzelnen Stoffwechselvorgänge günstig, darunter auch den Fettstoffwechsel. Er enthält unter anderem Vitamin H, auch Biotin genannt, das für die Synthese von Fettsäuren notwendig ist.

Apfelessig fördert den Fettabbau

Daß Apfelessig den Stoffwechsel anregt und die Stoffwechselrate in den Zellen erhöht, wirkt sich unter anderem auf den Fettabbau positiv aus. Bei Gemüse, Milch- und Getreideprodukten hat der Körper Schwierigkeiten, Eisen aufzunehmen, es sei denn, Vitamin C wird gleichzeitig zugeführt. Apfelessig enthält bekanntlich Eisen und Vitamin C und verbessert dadurch den Eisenspiegel. Die Folgen liegen auf der

Hand. Es werden mehr rote Blutkörperchen produziert, dadurch wird den Zellen mehr Sauerstoff zugeführt, die Zellatmung erhöht sich, der Stoffwechsel beschleunigt sich. Diese Kettenreaktion führt dazu, daß gespeichertes Körperfett zur zusätzlich benötigten Energie herangezogen wird.

Gleichzeitig unterstützt die Essigsäure körpereigene Mechanismen, die Fett freisetzen, vor allem die Tätigkeit der Streßhormone. Diese bewirken nämlich in Streßsituationen und bei intensiver körperlicher Betätigung, daß sich die Fettzellen öffnen und ihren Inhalt an das Blut abgeben. Das Blut führt das Körperfett den verschiedenen Zellen zu, in denen es zur Energiegewinnung verheizt wird. Auf diese Weise nimmt man zwangsweise ab.

Apfelessig entsäuert den Organismus

Bei allen Übergewichtigen ist eine Übersäuerung des Organismus feststellbar. Diese Übersäuerung wird größtenteils durch eine zu eiweißreiche Ernährung hervorgerufen, deren Verdauung Säure erzeugt, und zwar um so mehr, als es sich um tierische Eiweiße handelt (siehe Tabelle »Vergleich zwischen tierischen und pflanzlichen Proteinen«). Wir haben vorhin gesehen, daß Apfelessig in allen Verdauungsphasen zur Regulierung des Säure-Basen-Haushalts beiträgt.

Entsäuerung geht mit Entschlackung einher, und Entschlackung bedeutet Ausleitung der Abbauprodukte des Eiweißstoffwechsels über die Nieren und die Haut.

Wenn die Haut, unser größtes Organ, ihre vielfältigen Funktionen, darunter die Ausscheidung von Schlacken und Toxinen, verrichten soll, muß sie von innen mit den lebenswichtigen Vitaminen und Mineralien versorgt werden, was bei einer einseitigen und weitgehend denaturierten Ernährung nicht gewährleistet ist. Sehr oft spiegelt die Haut den allgemeinen Gesundheitszustand wider. Das gilt insbesondere für Übergewichtige, deren Haut meistens spannungslos und schlecht durchblutet ist und auf einen entgleisten Hautstoffwechsel hindeutet, der seine entgiftende und ausleitende Funktion nicht mehr befriedigend verrichten kann.

Apfelessig reguliert das Säure-Basen-Verhältnis im Urin, ernährt die Haut von innen, fördert den Hautstoffwechsel und entlastet somit die Nieren. Diese unterstützende Funktion kommt ebenfalls der Blase sowie den Harnleitern zugute. Eine vorwiegend basische Kost mit hohem Rohkostanteil oder/und eine eintägige Nulldiät (mit Apfel-Honig-Getränk) wöchentlich können die Entschlackung beschleunigen.

Fazit: Apfelessig hemmt den Appetit und trägt zur schnelleren Sättigung bei. Apfelessig sorgt für eine *vollständigere Verdauung,* indem er unter anderem die Bildung aller an der Verdauung beteiligten Enzyme unterstützt, so daß Störungen wie Blähungen, Verstopfung oder Durchfall weitgehend ausbleiben, und die Verdauungsorgane vitalisiert. Eine störungsfreie Verdauung ist das A und O im Kampf gegen das Übergewicht. Apfelessig fördert die Fettverbrennung und aktiviert die natürlichen Mechanismen im Organismus, die Fett freisetzen. Schließlich baut Apfelessig Säuredepots im Bindegewebe ab und wirkt entwässernd.

Apfelessig vernünftig anwenden!

Apfelessig ist kein Medikament, sondern ein Naturheilmittel, das mit Vernunft angewandt werden muß. Mehr bedeutet nicht unbedingt besser. Und was dem einen in einer bestimmten Menge guttut, muß einem anderen nicht zwangsläufig bekommen. Eine Überdosierung würde die

Organe überfordern und dem Körper insgesamt mehr schaden als helfen. Als innere Anwendung in Form von Getränken bzw. als Zusatz zu Gerichten sollte man sich deshalb an die in diesem Ratgeber angegebenen Mengen halten und über einen längeren Zeitraum mögliche Veränderungen beobachten und gegebenenfalls den Hausarzt oder Heilpraktiker in Kenntnis setzen, vor allem, wenn eine organische Funktionsschwäche vorliegt.

Nur auf Apfelessig zu setzen, um ein über Jahre angesammeltes Übergewicht abzubauen, wäre grundfalsch. Die Überwindung der Stoffwechselstörungen sowie die Regulierung der fettfreisetzenden Mechanismen und des Säure-Basen-Haushalts erfordern Zeit, viel Zeit und das Zusammenwirken anderer Faktoren wie Schlaf, Bewegung, Streßabbau usw.

Verdauungsstörungen

Mundgeruch

zu meidende Nahrungsmittel:
besonders säurehaltige Nahrungsmittel, die vergärungsfördernd sind; nach der Ursache suchen; prüfen, ob eine Lebensmittelunverträglichkeit vorliegt
zu empfehlende Nahrungsmittel:
vorwiegend basische Leicht- und Rohkost (viel Grüngemüse)
Apfelessiganwendung:
Mundspülen, Gurgeln und Ganzkörperwaschungen mit Apfelessig (auch in Verbindung mit Salbei, Kamille oder Pfefferminze)

Sodbrennen

zu meidende Nahrungsmittel:
scharfe, fette Speisen, Gerichte mit raffiniertem Mehl und
Fabrikzucker; reizende Flüssigkeiten (kohlensäurehaltige
Getränke, gesüßte Fruchtsäfte); Alkohol und Nikotin
zu empfehlende Nahrungsmittel:
leichte, fleischarme Schonkost; frischer Kartoffelsaft und
Heilerde zur Neutralisierung der überflüssigen Säure
Apfelessiganwendung:
Grundgetränk, heiße Apfelessigauflage auf die Magenge-
gend

Blähungen

zu meidende Nahrungsmittel
Zwiebeln, Kohlgemüse, Hülsenfrüchte einschränken; Obst
und Gemüse getrennt essen
zu empfehlende Nahrungsmittel:
ballastofreiche Kost: Getreideprodukte, Frischgemüse
Apfelessiganwendung:
Apfelessiggetränk in Verbindung mit Anis, Dill, Fenchel,
Melisse, Kümmel, Schafgarbe oder Koriander, die blä-
hungshemmend sind; warme Apfelessigauflagen auf den
Unterleib

Magenverstimmung

zu meidende Nahrungsmittel
fette Speisen, Zwiebeln, scharfe Gewürze; ausgebackene
Speisen; Alkohol und Kaffee;
zu empfehlende Nahrungsmittel:
ballaststoffreiche Lebensmittel (Vollkorn, Naturreis, Grüngemüse); Milch und Haferschleim; Gemüsesäfte; viel Wasser trinken;
Apfelessiganwendung:
Apfelessigtees (mit Kamille, Schafgarbe, Fenchel, Melisse);

Apfelessigsäfte (z. B. mit Artischocken); Apfelessigauflagen auf die Magengegend; Bauchmassage, Wassertreten, Waschungen

Gastritis
zu meidende Nahrungsmittel:
Speisen aus raffiniertem Mehl oder Zucker, kalte Getränke; Alkohol, Kaffee, Nikotin; kohlensäurehaltige Getränke
zu empfehlende Nahrungsmittel:
zunächst Fastenkur, dann gemüsereiche Schonkost
Apfelessiganwendung:
warme Apfelessigauflagen auf die Magengegend; Waschungen; Apfelessigtees (Melisse, Pfefferminze, Kamille, Tausengüldenkraut, Salbei)

Magengeschwür
zu meidende Nahrungsmittel:
tierische Fette, Schweinefleisch, Wurst, Salz, scharfe, schleimhautreizende Gewürze, Sojasoße; Alkohol und Nikotin
zu empfehlende Nahrungsmittel:
Quark, Schleimsuppen, Getreidebrei; Dauerschonkost (Möhren, Grüngemüse); roher Kartoffel- und Kohlsaft
Apfelessiganwendung:
kalte oder warme Apfelessigkompressen oder -wickel auf die Magengegend; Heidelbeersaft mit Apfelessig

Gallensteine
zu meidende Nahrungsmittel:
fette Spesen, gegrillte Gerichte; Fabrikzucker, Speisen mit raffiniertem Mehl; Gurken; Milchprodukte mit hohem Fettgehalt
zu empfehlende Nahrungsmittel:
frisches Obst und Gemüse (Spargel, Auberginen, Arti-

schocken); Hülsenfrüchte; Vollkornprodukte, Naturreis, Kartoffeln; Schwarzrettich;
Apfelessiganwendung:
Apfelessigsäfte (Möhren-, Artischockensaft); Apfelessigtees (in Verbindung mit Tausendgüldenkraut, Pfefferminze, Löwenzahn); Ganzkörperwaschungen; Apfelessigauflagen auf den Bauch

Glutenunverträglichkeit
zu meidende Nahrungsmittel:
Getreideprodukte (Brot, Nudeln, Kuchen); alle Konserven und Fertiggerichte mit Weizenmehlsoßen; Bier; Fleischkonserven;
zu empfehlende Nahrungsmittel:
Gemüse, Salate, Obst; Naturreis, Kartoffeln; Hülsenfrüchte, Milchprodukte, Fisch, Geflügel, mageres Fleisch
Apfelessiganwendung:
Grundgetränk, Waschungen, Abklatschungen und Massagen mit Apfelessig

Divertikulitis *(entzündliche Darmausstülpungen)*
zu meidende Nahrungsmittel:
Weißmehlprodukte, zuckerhaltige Produkte
zu empfehlende Nahrungsmittel:
faser- und ballaststoffreiche Lebensmittel (Vollkornprodukte, Hülsenfrüchte), Naturreis; frisches Obst und Gemüse; viel Wasser trinken
Apfelessiganwendung:
Apfelessigtees (Kamille, Pfefferminze); Waschungen; Auflagen auf den Unterleib

Verstopfung
zu meidende Nahrungsmittel:
alle Speisen mit raffiniertem Mehl bzw. Fabrikzucker; stark eiweißreiche Nahrungsmittel

zu empfehlende Nahrungsmittel:
Vollkornprodukte (Leinsamen, Weizenkleie), frisches Grüngemüse, ungeschältes Obst, auch als Saft (Apfelsinen, Pflaumen, Pfirsiche, Trauben, Rhabarber, Johannisbeeren); Sauerkrautsaft, viel trinken
Apfelessiganwendung:
Grundgetränk; Apfelessigtees (Eibisch, Malve, Brennessel), Apfelessig mit Sauerkrautsaft; kalte Apfelessigauflagen auf den Bauch; Sitzbad; Wechselfußbad

Darmentzündung

zu meidende Nahrungsmittel:
Speisen mit raffiniertem Mehl und Zucker; Fleisch; scharfe Gewürze; blähendes Gemüse
zu empfehlende Nahrungsmittel:
Kurzfasten, dann Schonkost mit Frischgemüse; Kürbisse, Artischocken, Möhren und Äpfel
Apfelessiganwendung:
Grundgetränk; Sitzbad; Waschung des Unterleibs und der Oberschenkel; Knetmassagen des Bauchs; Apfelessigtees (mit Löwenzahn, Fenchel, Schafgarbe)

Durchfall

zu meidende Nahrungsmittel:
rohes Gemüse und Obst, Milch, eiweißhaltige Nahrungsmittel; Alkohol und Nikotin
zu empfehlende Nahrungsmittel:
geriebene Äpfel, Möhren, Haferschleim, Naturreis; Quitten; Heidelbeer- und schwarzer Johannisbeersaft; viel Wasser trinken
Apfelessiganwendung:
Grundgetränk (auch in Verbindung mit Beifuß-, Brombeer-, Gänsefingerkraut- oder Hagebuttentee), Ganzkörperwaschung, warme Apfelessigauflagen auf den Bauch; Sitzbad

4. Kapitel

Apfelessig – eine breite Anwendungspalette

In einigen Schriften wurde Apfelessig fast euphorisch als Allheilmittel hingestellt, da er aufgrund seiner vielfältigen Wirkkräfte bei nahezu allen Beschwerden vorbeugend und therapieunterstützend einsetzbar ist und zahlreiche naturheilkundliche Anwendungsmöglichkeiten bietet: von der oralen Einnahme bis zu den Wasseranwendungen über altbewährte Hausmittel wie Dampfinhalation, Gurgeln, Kompressen, Auflagen, Essigstrümpfe usw.

Gerade was Übergewicht und Fettleibigkeit betrifft, sagten wir aber bereits, daß eine tiefgreifende Veränderung nicht herbeizuführen ist, wenn man ausschließlich auf Apfelessig setzt. Die regelmäßige Einnahme von Apfelessig ist kein Freibrief für einen ungesunden Lebenswandel! Apfelessig kann zwar eine entscheidende Umkehr *katalysieren,* eine erfolgreiche, dauerhafte Wendung ist aber nur dann gewährleistet, wenn die Grundpfeiler einer gesunden Lebensweise (Ernährung, Verdauung, Bewegung, Schlaf, Atmung) ihre unterstützende Funktion optimal verrichten. Aus diesem Grund nennen wir die im Mittelpunkt unserer Schlankheitskur stehende orale Anwendung *Basis*getränk und signalisieren damit, daß zusätzliche Maßnahmen erforderlich sind.

Im Rahmen dieser Schrift möchten wir lediglich die Anwendungsformen von Apfelessig vorstellen, die das Hauptziel Gewichtsverlust und alle damit zusammenhängenden Prozesse fördern können: Abbau vorhandenen Übergewichts, umfassende Entsäuerung und Entschlackung des Organismus, dauerhaftes Schlankbleiben durch Regulierung des Stoffwechsels und Regenerierung des Körpers durch Versorgung mit wichtigen Vitaminen und Mineralstoffen.

Wer sich außerdem – zu Recht – für kosmetische Maßnahmen (aktive Körper- und Hautpflege ist nämlich eine wichtige Voraussetzung für Wohlgefühl und -befinden) interessiert, sei an unsere umfassende Darstellung (Peter Grunert, *Apfelessig. Heilung aus der Natur*) verwiesen.

Innere Anwendungen

1. Das Grundgetränk

Das Apfelessig-Basisgetränk – neuerdings auch *Jarvis-Getränk* genannt, nach dem amerikanischen Arzt, der zur Wiederentdeckung von Apfelessig als vielseitig einsetzbarem Naturheilmittel beitrug – besteht aus

1 Glas frischem Wasser
2 TL Apfelessig
2 TL Honig

Gut verrühren und vor dem Frühstück trinken. Während der Schlankheitskur kann dieses Grundgetränk bis dreimal am Tag, am besten etwa 20 Minuten vor jeder Mahlzeit, eingenommen werden.

Nicht unbedeutend ist die Wahl des Wassers. Da bei Übergewichtigen meistens eine Übersäuerung des Körpers vorliegt, sollte auf einen möglichst geringen Gehalt an Sulfat und Chlorid, die Säure bilden, geachtet werden. Dagegen ist ein hoher Anteil an Magnesium, Kalzium und Kalium vor allem Bikarbonat (nicht unter 600 mg pro Liter) immer gut, weil diese Mineralstoffe den Säure-Basen-Haushalt des Körpers regulieren. Ein mit Kohlensäure versetztes Mineralwasser ist nicht sinnvoll, weil die Kohlensäure den Organismus zusätzlich und unnötig belastet, es sei denn, Sie haben ausreichend Bewegung, um die Kohlensäure über die Lungen auszuscheiden. Einem stillen Quellwasser ist der Vorzug zu geben. Lassen Sie sich diesbezüglich von Ihrem Arzt oder Heilpraktiker beraten! Leitungswasser, das in Deutschland hinsichtlich der Reinheit strengen gesetzlichen Vorschriften unterliegt, eignet sich allerdings ebensogut wie Mineralwasser. Erkundigen Sie sich bei den Stadtwerken nach der Zusammensetzung Ihres Leitungswassers.

Der Zusatz von Honig wird nicht nur damit begründet, daß er mit über 200 identifizierten Inhaltsstoffen ein vollwertiges Lebens- und Naturheilmittel ist und als solches die Wirkung des Apfelessigs vorteilhaft ergänzt und abrundet, sondern auch damit, daß er – gerade am Anfang der Kur – den typisch säuerlichen Geschmack von Apfelessig überdeckt.

Wer sich mit chronischer Verstopfung plagt, sollte auf Honig verzichten, da dieser verdauungshemmend wirkt bzw. Verstopfung begünstigt, und statt dessen naturtrüben Apfelsaft verwenden. Die Erfahrung zeigt, daß sich Gaumen und Zunge bereits nach dem dritten Tag an den neuen Geschmack gewöhnt haben. Das gilt übrigens auch für Kinder, die einen natürlichen Geschmack für alles Säuerliche besitzen. Die ältere Generation wird sich daran erinnern, als Kind wild wachsenden Sauerampfer oder unreife Äpfel mit größtem Vergnügen gegessen zu haben. Wer öfter bei französischen Familien zu Gast gewesen ist, wird nicht selten beobachtet haben, wie Kinder am Ende der Mahlzeit Weißbrotstücke in den Rest der mit Essig zubereiteten Salatsoße (der sogenannten »Vinaigrette«, s. Rezept S. 112) tunken.

Eine regelmäßige Einnahme dieses Apfelessig-Grundgetränks über einen längeren Zeitraum (mindestens fünf bis sechs Wochen) hat sich bereits vielfach bewährt und günstige Veränderungen hervorgerufen. Vor der Mahlzeit eingenommen, drosselt das Grundgetränk nicht nur den Appetit, sondern wirkt günstig auf die einzelnen Verdauungsorgane (s. Kapitel 3) bis in die einzelnen Körperzellen und kurbelt die Stoffwechselvorgänge an.

Statt des Grundgetränks können Sie auch eine der folgenden Getränkemischungen wählen. Sie sollten pro Tag nicht mehr als drei Essig-Getränke zu sich nehmen.

2. Apfelessig-Molke-Getränk

Die in die Rolle eines Abfallprodukts geratene und meist an Schweine verfütterte oder einfach weggeschüttete Molke erlebt heutzutage ähnlich wie Apfelessig eine wahre Renaissance, galt sie doch im klassischen Altertum als wirksames darmreinigendes und -entgiftendes Naturheilmittel sowie als diätetische Behandlungsmethode. Die von Hippokrates & Co. erkannten Wirkeigenschaften der Molke, vor allem in Sachen Darmreinigung und zur Regenerierung der Darmflora, wurden in unserem Jahrhundert längst bestätigt.

Als Getränk empfiehlt sich Molke vor allem aufgrund ihres ausgesprochen hohen Kalium- und niedrigen Natriumgehalts. Außerdem ist sie sehr energiearm, nahezu fettfrei, da sie das Fett der Milch nicht mehr enthält, und versorgt den Körper mit wichtigen Milchvitaminen, die in Verbindung mit Milchsäure und Milchzucker das überaus wertvolle Eiweiß Albumin-Globulin produzieren.

Die Kombination Apfelessig-Molke hat einen sehr günstigen Einfluß auf die Stoffwechselvorgänge, beschleunigt die Darmbewegung, spült in Höhe des Dünndarms viel Fett weg, bevor es ins Blut gelangt, und bekämpft die Fäulnisbakterien im Darmbereich.

Drei Gläser Molke mit je 2 TL Apfelessig täglich sind zu empfehlen. In Deutschland wird übrigens ein fertiges Produkt angeboten.
Eine ebenso wirksame Synergie läßt sich übrigens mit *Kefir* herstellen, der ebenso wie Apfelessig und Molke das Bindegewebe durchspült und viele dort abgelagerte Schlacken ausschwemmt.

3. Gemüse- und Obstsäfte mit Apfelessig

Eine interessante Abwandlung des Grundgetränks stellen Gemüse- und Obstsäfte dar, denen Apfelessig zugesetzt wird, da sie vitamin- und mineralstoffreich, besonders kalorienarm und wasserhaltig sind. Mit anderen Worten: Sie eignen sich besonders gut im Rahmen einer Gewichtsreduktion, beispielsweise zwischen den Mahlzeiten, um das Hungergefühl zu stillen, wobei die im Apfelessig enthaltene Säure bekanntlich Fett freisetzt. Außerdem begünstigen sie vorteilhaft das innere Geschehen, insbesondere das Verdauungssystem. Besonders empfehlenswert sind:

Artischocken	Ananas
Gurken	Aprikosen
Kürbis	Brombeeren
Möhren	Heidelbeeren
Rote Bete	Holunder
Schwarzrettich	Melonen
Sellerie	Pfirsiche

Die Säfte von Schwarzrettich, roter Bete und Holunder sind beispielsweise richtige Tausendsassa und stützen nahezu alle organischen Funktionen. Die in Deutschland leider wenig bekannte Artischocke kurbelt die Fettverdauung an, reguliert den Cholesterinstoffwechsel und entlastet die

Leber. Heidelbeeren helfen ihrerseits bei Darmstörungen und beeinflussen den Cholesterinspiegel günstig.

Reformhäuser, aber auch diätetische Abteilungen einiger Supermärkte bieten hochwertige, d. h. naturbelassene Preßsäfte ohne Zusatz von Alkohol, Zucker oder Konservierungsstoffen an. In der Sommerzeit, wenn das Angebot besonders reichhaltig und preiswert ist, sollte man seinen Saft – übrigens auch aus mehreren Obstsorten oder Gemüsearten (z. B. Paprika, Gurke, Tomaten und Radieschen) – jedoch selber herstellen. Wir empfehlen

3 Gläser Saft mit je 2 TL Apfelessig, verteilt auf den ganzen Tag.

4. Obst-, Gemüse- und Kräuteressige

Apfelessig hat sich als idealer *Träger* für Obst, Gemüse und Kräuter erwiesen, da die Essigsäure die Wirkkräfte der Zusätze besonders gut aufschließt. Dabei entstehen wirksame Vitamine und Enzyme, die Stoffwechselprozesse katalysieren und beschleunigen.

Jeder kann ohne großen Aufwand seinen individuellen Essig herstellen. Die im letzten und nächsten Abschnitt aufgeführten Früchte, Gemüsearten und Heilpflanzen sind natürlich im Rahmen eines Abnehmprogramms zu empfehlen.

Auf 0,7 Liter Apfelessig berechnet man 50 bis 60 g Kräuter in getrockneter Form (bei frischen Kräutern, die mit der Wiege feinzuhacken sind, ist mindestens die doppelte Menge erforderlich) bzw. 250 g Frucht- oder Gemüsesaft mit dem Mark.

Apfelessig und Zusätze kommen in eine ausreichend große, gut verschließbare Flasche, die dann an einem kühlen, trockenen und dunklen Ort 3 bis 4 Wochen gelagert wird.

Solche Essige lassen sich ähnlich wie das Grundgetränk (2 Teelöffel in einem Glas Wasser) anwenden, aber auch äußerlich zur Ganzkörperwaschung oder Massage, wobei der Essig vorher gefiltert werden sollte.

5. Apfelessigtees

Zur Harmonisierung des Verdauungssystems und Ankurblung der Stoffwechselprozesse haben sich Heilkräuter schon immer empfohlen. Wer regelmäßig die wichtigsten Organe stützt und das innere Geschehen günstig beeinflußt, fühlt sich auch wohler, da erheblich mehr Stoffwechselschlacken ausgeschieden werden.

Die eigene Teezubereitung ist unseres Erachtens schon deshalb besser, weil infolge der übermäßigen Zerkleinerung der Pflanzen in den Teefilterbeuteln die ätherischen Öle sowie die Wirkstoffe stark beeinträchtigt werden können. Reformhäuser und Apotheken bieten die gängigsten Heilkräuter in getrockneter Form.

Blüten und Blätter werden mit siedendem Wasser überbrüht und nach 10 Minuten durch ein Teesieb gegeben. Bei Wurzeln und Rinden werden die Pflanzenteile in kaltes Wasser gegeben; das Wasser zum Kochen bringen und 10 bis 30 Minuten ziehen lassen; zum Schluß abseihen. Den Aufguß oder Absud – bei Bedarf – mit Honig süßen und in eine Thermoskanne geben, wenn man den Tee auf den Tag verteilt trinken möchte. Selbstverständlich kann an warmen Sommertagen der Apfelessigtee auch kalt getrunken werden.

Für einen $1/2$ l Apfelessigtee benötigt man:
$1/2$ l Wasser
2–3 TL der Heilpflanze
1 EL Apfelessig
$1/2$ EL Honig.

Wir nennen nachfolgend lediglich die Kräuter, die sich bei Verdauungsstörungen sowie organischen Funktionsschwächen bereits vielfach bewährt haben und deren Wirkkräfte unser Hauptziel »Gewichtsverlust« unterstützen.

Achtung: Keiner dieser Tees (bis auf Hagebutte und Fenchel) sollte über mehrere Tage getrunken werden. Empfehlenswert ist *bei entsprechender Indikation* $1/4$–$1/2$ l einmal pro Woche.

Blähungen:	Anis, Basilikum, Bohnenkraut, Dill, Fenchel, Kamille, Koriander, Kümmel, Majoran, Wacholder
Durchfall:	Beifuß, Bohnenkraut, Brombeere, Gänsefingerkraut, Hagebutte, Himbeere (Blätter)
Stoffwechsel-schwäche:	Rote Bete, Gänseblümchen, Hagebutte, Pfefferminze, Schafgarbe, Sellerie, Tausendgüldenkraut, Wacholder
Reinigung und Entschlackung:	Birkensaft (Reformhaus), Brennessel, Löwenzahn

---

Stuhl- und harnfördernde Kräuter haben wir absichtlich nicht angegeben, da sie zum Dauergebrauch verführen. Eine konsequente Ernährungsumstellung sorgt dafür, daß der Körper in die Lage versetzt wird, Harn und Stuhl regelmäßig und ausreichend auszuscheiden. Vor den in der Werbung angepriesenen »rein pflanzlichen« Mitteln soll an dieser Stelle ausdrücklich gewarnt werden! Alle »Hilfsmittel« dieser Art, inklusive Einläufe, bewirken, daß der Körper seine Ausscheidungsfähigkeit immer mehr »verlernt«.

6. Apfelessig in der Küche

Zu den innerlichen Anwendungen gehören selbstverständlich die zahlreichen Einsatzmöglichkeiten von Apfelessig im *kulinarischen* Bereich. Parallel zum Grundgetränk und den oben angeregten Drinks kann Apfelessig Gerichte geschmacklich vorzüglich abrunden. Entsprechende Rezeptvorschläge für eine leicht saure Küche findet der Leser im 6. Kapitel.

Äußere Anwendungen

1. Bäder

Wasser ist schon seit altersher für seine vielfältigen und vor allem stoffwechselfördernden Wirkungen bekannt. Bei einem aktiven Abnehmprogramm kommen sowohl warme/heiße als auch kalte Wasseranwendungen in Frage, die jeder ohne großen Aufwand zu Hause durchführen kann. Die größte Wirkung zeigen allerdings die Wasserbehandlungen, bei denen der Unterschied zwischen Wasser- und Körpertemperatur *besonders groß* ist. Kalte Sitz-, Halb- oder Vollbäder sowie Schwitzbehandlungen mit kräftiger Abkühlung bringen die Ausscheidungsfunktionen richtig in Schwung. Da Hitze- und Kälteverträglichkeit von Mensch zu Mensch jedoch stark variieren, sollte man vor häufigen hydrotherapeutischen Selbstmaßnahmen über einen längeren Zeitraum seinen Hausarzt oder Heilpraktiker zu Rate ziehen, vor allem dann, wenn ein chronisches Leiden vorliegt. Anwendungen mit heißem Wasser eignen sich zum Beispiel nicht für Personen mit starken Krampfadern, Phlebitis (Venenentzündung) und Durchblutungsstörungen.

Ein *warmes Vollbad,* das knapp unter der Körpertemperatur liegen und nicht länger als 20 Minuten dauern sollte, kann zwar eine belebende und entspannende Wirkung haben und sogar den Kreislauf fördern, jedoch den Stoffwechsel sowie die Ausleitungsfunktionen nur geringfügig beeinflussen. Wer sich aus diesem Grund für eine viel höhere Einstiegstemperatur entscheidet, setzt sich andererseits der Gefahr einer ernsten Herz-Kreislauf-Störung aus. Die weiter unten beschriebene Technik des Überwärmungsbads (auch »Schlenzbad« genannt), die unter »Aufsicht« durchgeführt werden sollte, vermindert diese Gefahr erheblich und stellt eine ausgezeichnete Schwitzbehandlung dar.

Bei nahezu allen Wasseranwendungen kann *Apfelessig* als natürliches und sanftes Heilmittel vorteilhaft eingesetzt werden, zumal sein pH-Wert mit dem der Haut vergleichbar ist. Je nach Bedarf (Teil- oder Vollbäder) wird dem Badewasser jeweils einige Löffel, $1/5$ Tasse oder eine Tasse Apfelessig beigemengt oder eine Essigwasserlösung (Mischverhältnis 1 zu 1) hergestellt.

Achtung: Wenn Ihnen bei den Wasseranwendungen schwindelig oder sonstwie unwohl wird, sollten Sie die Anwendung abbrechen!

Im Rahmen unseres Schlankheitsprogramm möchten wir folgende Wasseranwendungen mit Apfelessig empfehlen:

Apfelessig-Schlenzbäder

Sie beruhen auf dem Überwärmungsprinzip und erzielen auf jeden Fall eine schweißtreibende, wohltuende Wirkung. Die Temperatur des Badewassers, dem eine Tasse Apfelessig beigemengt wurde, wird allmählich von 36 auf 45 Grad gesteigert. Es ist darauf zu achten, daß während der Überwärmung der ganze Körper bis auf den Kopf eingetaucht ist. Durch die überaus starke Schweißbildung fördert diese Wasseranwendung wie keine andere den gesamten Stoffwechsel, vor allem die Ausleitung der Schlacken und sonstigen Giftstoffe über die Haut, und ist nicht nur bei Übergewicht, sondern auch bei allen Stoffwechselkrankheiten angezeigt. Personen mit Herz-Kreislauf-Beschwerden sollten ein Überwärmungsbad jedoch nur unter geschulter Aufsicht durchführen. Für eine optimale Wirkung sollte ein Schlenzbad rund 60 Minuten dauern, bei den ersten Anwendungen reicht jedoch eine halbe Stunde. Ein Nachschwitzen von etwa gleicher Länge im warmen Bett oder wohl eingepackt ist erforderlich.

Sitzbäder

Zur aktiven *Darmsanierung* empfiehlt sich besonders das Sitzbad, das in speziell für Sitzbäder entwickelten Wannen oder einfach in der Badewanne – das Wasser reicht etwa bis zur Magengrube – genommen wird. Das Sitzbad fördert die Durchblutung der unteren Körperhälfte, insbesondere im Bauchbereich, und begünstigt die Ausscheidung über den Darm, indem es Verdauungsbeschwerden wie Blähungen und Verstopfung entgegenwirkt. Als Apfelessigrichtmenge empfehlen wir eine halbe Tasse. Wichtig ist die richtige Wassertemperatur. Bei Verstopfung und Blähungen ist ein kaltes Sitzbad eher angezeigt, vorausgesetzt allerdings, daß der oder die Betroffene nicht kälteüberempfindlich ist und der Körper zuvor richtig durchwärmt wurde. Eine Einstiegstemperatur nahe der Körpertemperatur belastet dagegen auf keinen Fall die Nieren sowie die Harnwege und kann durch allmähliches Nachgießen von heißem Wasser auf 42 oder gar 44 Grad gesteigert werden. Das 8- bis 10minütige Sitzbad schließt man am besten mit einer kühlen Apfelessigwaschung des Unterbauchs und der Oberschenkel ab.

Wechselfußbäder

Sie können mehrmals in der Woche durchgeführt werden

und sind für ihre allgemein abhärtende Wirkung bekannt, begünstigen aber auch die Ausleitung über die Haut, den Darm und die Nieren, vor allem in Verbindung mit Apfelessig-Wasser (Mischverhältnis 1 zu 3). Wechselfußbäder, die natürlich zwei Gefäße erfordern, beginnen immer mit der Warmanwendung; nach 3 bis 4 Minuten werden die Füße nur für ein paar Sekunden in das kalte Wasser getaucht. Den Vorgang sollte man nicht mehr als dreimal wiederholen.

2. Wassertreten

Wir sagten bereits, daß sich Übergewicht in erster Linie auf den *Bewegungs- bzw. Stützapparat* schädlich auswirkt, zumal Beine und Füße von den meisten arg vernachlässigt werden. Übergewicht übt nämlich einen ständigen Überdruck auf die Knie- und Fußgelenke aus. Geschwollene Beine und Knöchel, brennende Füße, häufige Krampfadern, Ödeme, schlaffe Beinmuskulatur und Durchblutungsstörungen sind die häufigsten Begleiterscheinungen.

Zur Straffung der Haut und der Stärkung der Beinmuskulatur stellt das von Pfarrer Kneipp entwickelte Wassertreten eine sehr gute Bewegungsübung dar, vor allem am frühen Morgen. Man läßt beim Duschen am besten das Wasser nicht abfließen, gießt eine halbe Tasse Apfelessig in das knöchelhohe Wasser hinein und stampft rund 5 Minuten, bis eine Durchwärmung der Füße spürbar wird. Das ist darauf zurückzuführen, daß das Blut nach unten gedrückt wird. Füße und Waden werden anschließend kräftig abgetrocknet. (Damit Sie nicht ausrutschen, sollten Sie unbedingt eine Matte in die Wanne legen!)

3. Waschungen, Abreibungen und Selbstmassagen

Es hat sich gezeigt, daß Apfelessig ein vielfach einsetzbares Naturheilmittel ist und die Wirkung altbewährter Naturheilmethoden verstärken kann. Nachfolgend möchten wir in Verbindung mit Apfelessig einige leicht durchzuführende Methoden kurz vorstellen, die durchblutungsfördernd sind, Stauungen beheben, den Hautstoffwechsel ankurbeln und damit die Ausleitung der Schlacken- und Giftstoffe über die Haut günstig beeinflussen. Sie tragen allesamt zu einem Rundum-Wohlgefühl bei, das sich dann zweifellos positiv auf die meistens ohnehin angeknackste Psyche des Übergewichtigen überträgt. Eine Steigerung des Selbstwertgefühls ist nicht selten die Folge. Diese Methoden setzen allerdings, zumindest was die Behandlung der Rückenpartie betrifft, die Mitwirkung einer Hilfsperson, zum Beispiel des Partners, voraus.

Waschungen

Der gesamte Körper wird von den Extremitäten aus in langen Strichen und/oder in Kreisbewegungen mit einem in Apfelessigwasser (zu gleichen Teilen) oder mit reinem Apfelessig getränkten Waschlappen oder Naturschwamm gewaschen, und zwar immer in Richtung Herz. Die Waschung kann sich natürlich auf einen Körperteil beschränken. Man sollte vor allem darauf achten, daß der Waschlappen bzw. der Schwamm nicht abtropft und daß die Behandlung nicht länger als fünfzehn Minuten dauert. Je nach Verträglichkeit bestimmt jeder, ob das Apfelessigwasser kalt, lauwarm oder warm sein soll. Wenn die Zeit es zuläßt, kann die Waschung in eine *Abreibung* (s. unten) übergehen. Waschung und Abreibungen sollten jedoch nicht angewandt werden, wenn der Körper kalt ist, wenn man friert oder fröstelt. Aus diesem Grund ist zunächst auf eine gute Durchlüftung, dann auf eine angenehme Raumtemperatur zu achten. Eine vermehrte Sauerstoffaufnahme und Ausdünstung sind nämlich Voraussetzung für einen gesteigerten Sauerstoffwechsel.

Abreibung

Ein Körperteil oder der ganze Körper wird in ein mit Essigwasser (zu gleichen Teilen) getränktes, saugfähiges Tuch oder Laken eingehüllt und sofort von einem Helfer mit beiden Händen kräftig abgerieben. Es ist wichtig, daß das Tuch faltenfrei auf der Haut bleibt. Eine Ganzkörperabreibung, die durchaus zwei- oder dreimal täglich durchgeführt werden kann, sollte nicht länger als 8 Minuten dauern. Anschließend wird der Körper trocken abfrottiert, warm eingepackt, zum Beispiel in einem vorgewärmten Bett, wo ein halbstündiges »Nachdünsten« angesagt ist.

Abklatschungen

Ein nasser Waschlappen (oder ein nasses Handtuch) wird von den Gliedmaßen in Richtung Rumpf gegen die einzelnen Körperpartien kräftig geklatscht. Um eine optimale Wirkung zu erreichen (an der gleichmäßigen Rosa-Färbung der Haut erkennbar), soll der mit Apfelessigwasser zu gleichen Teilen getränkte Waschlappen jedoch so ausgedrückt werden, daß er nicht mehr tropft. Abklatschungen helfen, Staus im Stoffwechselprozeß aufzuheben, kräftigen das Bindegewebe und beleben die Haut. In der ersten Phase des Abnehmprogramms sollte man am besten eine Ganzkörperabklatschung abwechselnd mit einer Waschung jeden zweiten Tag durchführen.

Selbstmassagen

Im Rahmen eines aktiven Abnehmprogramms sollte der *Selbstmassage mit Apfelessig* ein besonderer Stellenwert eingeräumt werden, nicht nur, weil sie für eine größere und verbesserte Sauerstoffaufnahme durch das Gewebe sorgt, sondern auch, weil sie gegenüber den klassischen Massagen durch eine fremde Person die Möglichkeit bietet, den eigenen Körper in seiner Gesamtheit wahrzunehmen und ihn – vor allem bei Übergewichtigen – *anzunehmen*. Nur dann kann nämlich auf das innere Geschehen im Körper Einfluß genommen werden. Nur dann können die einzelnen Energiezentren entdeckt, mögliche Energiestaus aufgehoben, die Stoffwechselprozesse aktiviert und der Energieverbrauch erhöht werden.

Eine Ganzkörpermassage mit unverdünntem Apfelessig oder mit einem Gemisch aus Distelöl (enthält wertvolle Linolsäuren) und Apfelessig kann viel bewirken, sie setzt jedoch voraus, daß man sich ausreichend Zeit dafür nimmt. Fangen Sie an den Extremitäten an, und arbeiten Sie progressiv, von sanften, allmählich erwärmenden Rundstreichbewegungen bis zu härteren Massagegriffen (Kneten, Zupfen, Pressen und zum Schluß Hacken und Trommeln). Dabei darf die Behandlung der Füße und Unterschenkel nicht zu kurz kommen! Nicht nur, daß diese Körperregion bei starkem Übergewicht am ehesten und am meisten strapaziert wird, sie wird auch – ebensowie der Rücken – von Nervengeflechten und Energiezentren durchzogen, die auf den gesamten Körper ausstrahlen und ein allgemein wohltuendes Gefühl hervorrufen. Anschließend sollte man entspannen mit leichter Musik oder Visualisierungsübungen.

5. Kapitel

Apfelessig und gesunde Lebensweise

Wer nur ein paar Pfunde abzuspecken hat, braucht im allgemeinen nur Süßigkeiten und Alkohol wegzulassen und die Fettstoffe zu reduzieren, um relativ rasch auf sein normales Gewicht zu kommen und es zu halten. Dabei kann Apfelessig, insbesondere in der Getränkeform, den Prozeß stützen und beschleunigen. Ganz anders verhält es sich allerdings bei starkem Übergewicht. Hier gilt, am besten gemeinsam mit dem Hausarzt oder dem Heilpraktiker, ein maßvolles Abnehmziel abzustecken. Bei ausgeprägter Fettleibigkeit ist ein wöchentlicher Gewichtsverlust von ca. 500 Gramm sinnvoll. Langsames Abnehmen erhöht die Aussichten auf Erfolg, denn der Organismus muß sich mit einem neuen Eßverhalten vertraut machen und an Lebensmittel *gewöhnen,* die er braucht, die ihm aber über Jahre entzogen worden sind.

Eine weitere Voraussetzung für eine erfolgreiche Reduzierung von Übergewicht ist eine radikale Umkehr in der bisherigen Lebensführung. Der moderne Mensch ißt nicht nur ungesund, er lebt auch ungesund: mangelnde Bewegung (an frischer Luft), Aufenthalt in gleichtemperierten Räumen, unzureichender, unregelmäßiger Schlaf, mangelnde Sauerstoffaufnahme, Dauerstreß, Mißverhältnis zwischen Anspannung und Entspannung sind typische Merkmale moderner Lebensweise. Das wirkt sich in erster Linie auf den Stoffwechsel aus. Sogenannte Zivilisationskrankheiten sind Stoffwechselkrankheiten, und zu ihnen gehört Fettleibigkeit.

Eine ungesunde Lebensweise führt nämlich zu einer *Verringerung des Zellstoffwechsels,* die sich durch typische Begleiterscheinungen äußert: Herz- und Kreislauf-Schwächen, Haarausfall, vor allem aber Erschlaffen des Bindegewebes und ansteigendes Gewicht. Frische Haut und gutes Aussehen sind die äußeren Zeichen eines gesunden Stoffwechsels. »Kosmetik von innen« heißt das, und Apfelessig kann dabei einen nicht unerheblichen Beitrag leisten.

Wer allein auf die Wirkkräfte des Apfelessig setzt, wird langfristig nicht viel bewirken können. Nur ein ganzheitliches Programm *zum Rundum-Wohlgefühl,* verbunden mit vielfältigen Flankiermaßnahmen (man denke an die äußeren Anwendungen mit Apfelessig), kann das innere Geschehen günstig beeinflussen, d. h. vor allem eine optimale Nahrungsverwertung, einen beschleunigten Stoffwechsel und einen erhöhten Energieverbrauch gewährleisten. Im Mittelpunkt dieses zu schnürenden Gesamtpakets sollte die umfassende Ernährungsumstellung stehen.

Zur Vermeidung von Ernährungsfehlern während und vor allem nach der Schlankheitskur möchten wir die wichtigsten Grundsätze einer gesunden Ernährung anführen.

Was ist eine gute Ernährung?

Eine gesunde Ernährung ist eine abwechslungsreiche, vitalstoffreiche, vorwiegend basische, frische Ernährung, die mit den lebenswichtigen Vitaminen, Mineralstoffen und Grundnährstoffen (Eiweiße, Kohlenhydrate und Fett) ausgewogen und genügend versorgt und möglichst wenig Schlacken bildet. Bei einer fleischarmen, milden *Vollwertkost* hinterläßt der Stoffwechsel keine Schlackenstoffe, die die oft strapazierten Organe nicht mehr verarbeiten können. Unsere Gesundheit hängt also weitgehend von dem ab, was wir essen.

Ausgewogenheit ist ein wichtiger Grundsatz gesunder Ernährung: Wer nur ißt, was ihm schmeckt, lebt sehr oft ungesund. Bei dem heutigen Überangebot kann sich jeder den Tafelfreuden widmen, wie es ihm beliebt. Er kann Hausmannskost, Vollwertkost, Nouvelle Cuisine, Fast food zu sich nehmen und schlemmen. Viele essen aber zuviel, zu fett, zu eiweißreich, zu salzig und zu ballaststoffarm und legen damit den Grund zur Fettleibigkeit (s. Kapitel 1). Einseitige, unausgewogene Kost führt außerdem zu Mangelzuständen und Stoffwechselstörungen. Eine ausgewogene Ernährung versorgt dagegen den Organismus optimal mit allen Grundnährstoffen, Vitaminen und Mineralien, um die vom Organismus ständig verbrauchten Nährstoffe möglichst schnell zu ersetzen. Also: von allem etwas und von keinem zuviel! Auf das *Verhältnis der Grundnährstoffe zueinander* kommt es also an: Im Rahmen einer Schlankheitskur empfehlen wir 60 Prozent Kohlenhydrate, 25 Prozent Fett, 15 Prozent Eiweiße. Hat man sein Wohlfühlgewicht erreicht, kann auch eine Relation von 50–35–15 gelten, vorausgesetzt, daß beim Eiweiß- und Fettbedarf nicht nur tierische, sondern auch pflanzliche Produkte gewählt werden.

Die Deutsche Gesellschaft für Ernährung hat 1995 aufgrund vorstehender Überlegungen folgenden Ernährungsplan nach Lebensmittelgruppen empfohlen:

- *Gemüse und Hülsenfrüchte:* täglich mindestens 1 Portion Gemüse (ca. 200 g) und 1 Portion Salat (ca. 75 g);
- *Getreide, Getreideerzeugnisse und Kartoffeln:* täglich 2–5 Scheiben Vollkornbrot (etwa 200 bis 300 g) und

1 Portion Reis oder Nudeln (roh etwa 75 bis 90 g) oder 1 Portion Kartoffeln (etwa 250 g);

● *Obst:* täglich mindestens 1 bis 2 Stück oder 1 bis 2 Portionen Obst (etwa 200 bis 250 g);

● *Fleisch, Wurst, Eier, Fisch:* wöchentlich 1 bis 2 Portionen Seefisch (à 150 g), *höchstens* 2- bis 3mal pro Woche eine Portion Fleisch (höchstens 150 g) sowie 2- bis 3mal Wurst (höchstens 50 g), wöchentlich bis zu 3 Eier;

● *Fett und Öle:* täglich höchstens 40 g Streich- oder Kochfett, z. B. 2 EL Butter oder 2 EL hochwertiges Pflanzenöl;

● *Getränke:* täglich 1 1/2 bis 2 Liter Flüssigkeit (z. B. Wasser, Mineralwasser, Früchtetee, verdünnte Säfte, grünen Tee).

Die Kohlenhydrate

Kohlenhydrate, die viel länger als Fleisch sättigen, bilden unsere wichtigste Energiequelle, da der Organismus sie am längsten benutzen kann. Es kommt nicht von ungefähr, daß die Ernährung von Spitzensportlern stark kohlenhydrathaltig ist. Daß Schwerarbeiter viel Fleisch und Fett essen müssen und Kartoffeln, Nudeln und Brot dick machen, gehört inzwischen in den Bereich der Legende. Kartoffeln beispielsweise enthalten von allen Grundnahrungsmitteln die wenigsten Kalorien. Stärkehaltige Kohlenhydrate (in Grüngemüse, Hülsenfrüchten, Getreideprodukten, Kartoffeln und Reis) sind zu bevorzugen, denn sie spenden viele basische Mineralstoffe (s. Tabelle »Die besten Basenspender«, S. 95) und sind faserreich. Gerade während einer Schlankheitskur sind ballaststoffhaltige Kohlenhydrate wichtig, denn sie tragen nicht nur zu einer störungsfreien Verdauung (unter anderem durch eine beträchtliche Vergrößerung der Stuhlmenge) bei, sie helfen auch, möglichen Blutzuckerschwankungen vorzubeugen.

Wir empfehlen insbesondere jene kohlenhydratreichen, pflanzlichen Lebensmittel mit Negativ-Kalorien-Effekt. Sie

enthalten auf 100 g höchstens 50 Kalorien, so daß ihre Verdauung schon mehr Kalorien verbraucht als zuführt. Sie
wirken nicht nur fettverzehrend, sondern auch entwässernd
und sollten daher im Speiseplan eines Übergewichtigen
einen hohen Stellenwert erhalten.

Zu verbannen sind allerdings die sogenannten »Kohlenhydrate mit leeren Kalorien«. Gemeint sind Nahrungsmittel, die einen hohen Anteil an Zuckerraffinade enthalten:
gezuckerte Limonaden, Alkohol, Kuchen, alle Süßigkeiten,
aber auch zuckerhaltige Snacks wie Hamburger. Fabrikzuk-
ker liefert weder Vitamine noch Mineralien, noch Ballaststoffe.

Die Fette

Der Fettverzehr ist in den letzten Jahrzehnten drastisch
gestiegen. Statt der optimalen Zufuhr von 40 g täglich liegt
der Verbrauch im Durchschnitt um die 140 g, so daß die
meisten Menschen inzwischen fast die Hälfte ihres Energie-
bedarfs mit Fett abdecken. Auf die gesundheitlichen Gefahren einer zu fetten Ernährung (Leberschwäche, Herz-Kreislauf-Erkrankungen usw.) haben wir im ersten Kapitel
hingewiesen. Der Abbau von Übergewicht geht *nur* über
eine erhebliche Reduzierung der Fettzufuhr auf vorerst
etwa 60 g. Dabei kann sich der Leser nach unserer Tabelle
»Die Hitliste der Schlankmacher« (Kapitel 6, S. 109 ff.)
richten, die neben der Kalorienzahl den jeweiligen Fettgehalt angibt. Man sollte beim Einkaufen die Etiketten lesen,
um Produkte zu meiden, die dick machen: Achten Sie insbesondere auf den Fettgehalt von Milchprodukten und
Wurstwaren (sie machen fast 50 Prozent der aufgenommenen Fette aus!).

Wir möchten jedoch hier bereits unterstreichen, daß ein
völliger Verzicht auf Fette negative Auswirkungen unter
anderem auf den Zellstoffwechsel haben würde. Der Kör-

per braucht Fettsäuren für den Aufbau wichtiger Hormone und der Zellmembrane. Während er gesättigte und einfach ungesättigte Fettsäuren selber herstellen kann, können mehrfach ungesättigte Fettsäuren (Linol- und Linolensäuren) nur über die Nahrung zugeführt werden. Fett befördert außerdem die Vitamine A, D, E und K, die nur in Verbindung mit Fett aufgenommen und verstoffwechselt werden können. Das heißt, Sie können noch soviel vitaminreich essen, wenn sich kein Fett im Verdauungstrakt befindet, bleiben die Vitamine ungenutzt.

Die Eiweiße

Die Eiweiße, in der Fachsprache »Proteine« genannt, werden zu Recht als »Bausteine allen Lebens« bezeichnet, da sie durch die enthaltenen Aminosäuren am Aufbau von Körpersubstanz beteiligt sind: Muskeln, Organe, Gewebe, Haare, Blut, aber auch Hormone und Enzyme setzen sich aus ihnen zusammen. Sie bilden außerdem die Hirnsubstanz und die Lymphflüssigkeit. Inzwischen sind 20 Aminosäuren bekannt, 8 davon sind essentiell, das heißt, sie können nur über die Nahrung aufgenommen werden und helfen, die 12 weiteren zu synthetisieren. Die tägliche Eiweißzufuhr, die etwa 50 Gramm bei Frauen und 60 Gramm bei Männern betragen sollte, liegt bei den meisten Bundesbürgern über 100 Gramm und ist vorwiegend tierischer Herkunft.

Aus der nachstehenden Tabelle geht eindeutig hervor, daß Nahrungsmittel tierischer Herkunft zwar ausgezeichnete Eiweißlieferanten sind, den Organismus jedoch mit einer hohen Zufuhr an Fettstoffen belasten. Da sie außerdem viel saure Mineralstoffe wie Phosphor, Schwefel oder Silizium enthalten und bei ihrer Verdauung ohnehin Säure erzeugen, tragen sie in erheblichem Maße zur Versäuerung des Körpers bei und belasten die Ausscheidungsorgane wie z. B. die Nieren erheblich. Im Rahmen eines fettreduzierenden

Vergleich zwischen eiweißreichen Nahrungsmitteln pflanzlicher und tierischer Herkunft

Nahrungs-mittel	kcal	Eiweiß	Fett	Ballast-stoffe
Bohnen (weiß)	300	23,5	1,6	8,0
Brokkoli	32	3,3	0,2	3,2
Erbsen (gelb)	342	22,1	1,5	16,0
Erbsen (grün)	84	6,8	0,5	4,4
Grünkern	325	10,7	2,7	8,8
Grünkohl	38	4,3	0,9	4,2
Hafer	358	11,7	7,0	5,6
Kidneybohnen	266	22,0	1,5	15,2
Linsen	320	23,5	1,5	10,5
Naturreis	347	7,2	2,2	2,9
Rosenkohl	47	4,5	0,3	4,4
Spinat	26	2,5	0,4	1,8
Weizen	316	11,7	2,2	10,3
Ente	430	11,4	42,5	0,0
Gans	392	15,9	34,0	0,0
Emmentaler	398	27,4	30,5	0,0
Harzer Käse	130	30,0	0,7	0,0
Lamm (Kotelett)	352	14,9	32,0	0,0
Milch	67	3,4	3,5	0,0
Pute	145	20,7	6,9	0,0
Rindfleisch	155	20,6	8,1	0,0
Roquefort	378	21,0	32,0	0,0
Salami	524	17,8	49,7	0,0
Schinken (geräuchert)	290	34,1	16,0	0,0
Schwein (Filet)	168	18,6	9,9	0,0
Schwein (Kotelett)	341	15,2	30,6	0,0
Würstchen	232	13,0	19,6	0,0

Schlankheitsprogramms sollte der Anteil an tierischen Proteinen schon aus diesem Grund (ohne Ballaststoffe erschweren sie außerdem die Verdauung) eingeschränkt werden. Bevorzugen Sie Milchprodukte mit magerer Fettstufe (Harzer Käse ist ein überzeugendes Beispiel), fettarme Wurstwaren sowie Hähnchen- und Putenfleisch.

Neben Ausgewogenheit und Abwechslung zeichnet sich gesunde Ernährung durch *Frische, Naturbelassenheit, hohe Nährstoff- und Ballaststoffdichte* aus. »Vollwertkost« oder »vollwertige Kost« bezeichnet eine Nahrung, die nicht denaturiert (durch Raffinierung, Konservierung usw.) wurde. Man sollte mindestens einmal täglich ein Vollwertkostgericht zu sich nehmen, also möglichst fabrikverarbeitete Nahrungsmittel (Konserven, Auszugsmehl, weißer Zucker usw.) meiden.

Mit Salz sollte man unter anderem wegen seiner wasserbindenden Wirkung äußerst sparsam umgehen und statt dessen Gewürzkräuter oder einen Spritzer Apfelessig verwenden. Manche Gewürze bzw. Kräuter runden nicht nur den Geschmack ab, sondern wirken auch stimulierend auf die Verdauung (etwa Thymian) und den Stoffwechsel, blähungswidrig (Kümmel, Bohnenkraut) oder entwässernd (Zwiebel, Wacholder) und haben oft einen ungeahnten Vitamingehalt. Wir empfehlen aber, sie gezielt zu verwenden und sie möglichst nicht miteinander zu vermischen.

Verwenden Sie nur naturbelassene Fette (d. h. Butter und kaltgepreßte Öle), diese jedoch in Maßen.

Im Rahmen einer Schlankheitskur ist bewußtes Einkaufen angesagt. Es ist auf Packungshinweise bezüglich Frische und Zutaten besonders zu achten. Damit können Sie dick machende und schädliche Substanzen von vornherein meiden. Achten Sie auf den Fettgehalt von Milchprodukten, und entscheiden Sie sich für die Magerstufe. Alle Lebensmittel sollen möglichst frisch sein und bearbeitete Nahrung (Suppenwürfel, Konserven, Fertiggerichte etc.) vom Speiseplan gestrichen werden. Bei Tiefkühlware wie z. B. Erbsen müssen Sie auf das Haltbarkeitsdatum achten und ob die Ware korrekt gelagert wurde.

Auf eine vorwiegend basische Ernährung kommt es an!

Im ersten Kapitel sagten wir, daß Fettsucht eine Stoffwechselkrankheit ist und daß bei *allen* Stoffwechselkrankheiten eine Übersäuerung des Organismus vorliegt. Übersäuerung hat verheerende Auswirkungen auf den Stoffwechsel und damit auf den gesundheitlichen Zustand: Sie überbeansprucht den Magen, verdickt das Blut, erhöht die Blutfettwerte, entzündet die Gelenke usw. Kurzum: Sie *verschlackt* den Körper. Darm, Nieren und Haut sind überfordert und kommen ihrer entsorgenden Funktion nur noch unzureichend nach; die Abfallstoffe, darunter auch die nicht verwerteten Fettstoffe, landen direkt im Bindegewebe. Und irgendwann läuft diese »Mülldeponie« über.

Eine Kost, die zum Übergewicht führt, enthält zu viele säurebindende bzw. säureliefernde Nahrungsmittel, und das sind, wie aus der nachstehenden Auflistung ersichtlich, zum großen Teil raffinierte Nahrungsmittel und Eiweiße tierischer Herkunft, die – im Gegensatz zu pflanzlichen Proteinen – nicht nur *zusätzlich Fettstoffe* transportieren, sondern bei ihrer Verdauung Säure erzeugen. Der natürliche Säure-Basen-Haushalt, der ein Verhältnis von 20 zu 80 aufweisen sollte, damit der Organismus optimal funktioniert, hat sich im Zuge der Zivilisationskost umgekehrt.

Säurelieferanten und Säurebildner

* Fleisch (besonders Wild und Innereien, auch Fleischbrühe),

- Geflügel, wenn auch in viel geringerem Maße,
- Milchprodukte,
- Eier,
- Zucker (alle Süßigkeiten, zuckerhaltige Getränke, Süßspeisen),
- geschältes Getreide (auch polierter Reis),
- Produkte aus raffiniertem Mehl (Weißbrot, Mischbrot, Toastbrot, Nudeln usw.),
- Bohnenkaffee,
- Alkohol,
- außerdem alle Konserven, die mit anorganischen Säuren behandelt wurden.

Der logische Schluß liegt auf der Hand: Nur eine Ernährungsumstellung auf *eine vorwiegend basische Vollwertkost* kann eine Umkehr herbeiführen, das heißt die überschüssige Säure ausschwemmen und den gestörten Säure-Basen-Haushalt wiederherstellen. Wir sagen bewußt *»vorwiegend basische Vollwertkost«*, da eine säurefreie Ernährung dieses Verhältnis in die andere Richtung kippen würde. Es gibt nämlich Säure und Säure. Essigsäure oder Milchsäure, enthalten unter anderem in Sauerkraut und in Joghurt, erzeugen im Organismus mehr Basen als Säuren und wirken außerdem positiv auf die Darmfunktion. Belastend sind dagegen jene anorganischen Säuren, die in der Lebensmittelverarbeitung vielfach verwendet werden. In naturbelassenen Lebensmitteln, also in der Vollwertkost, kommen solche anorganischen Säuren wie Salz, Schwefel- oder Benzoesäure allerdings nicht vor.
Zur allmählichen Normalisierung des Säure-Basen-Haushalts sollte man *viermal so viele Basenspender wie Säureerzeuger* zu sich nehmen.
In der nachstehenden Tabelle haben wir 38 gute Basenspender alphabetisch aufgelistet. Hauptkriterium für die Berück-

sichtigung *im Rahmen unseres Abnehmprogramms* war ein positives Verhältnis zwischen Kaloriengehalt und Versorgung des Organismus mit basischen Mineralstoffen (vor allem Kalium, Kalzium und Magnesium). Gewiß, viele andere Nahrungsmittel liefern wesentlich mehr Basen, man denke zum Beispiel an Erdnüsse, aber sie sind zu kalorienreich (600 kcal/100 g bei Erdnüssen) und belasten den Organismus mit einem sehr hohen Anteil an Phosphaten und Purin (jeweils 370 und 40 bei Erdnüssen, gegenüber 29 und 6 bei Rotkohl). Bei der Zusammenstellung fehlen Gewürzkräuter wie Schnittlauch, Petersilie, Dill, Thymian, die vor allem, wenn sie frisch verwendet werden, dem Organismus viele basische Mineralstoffe zuführen.

Nicht nur die Zusammenstellung der Speisen ist wichtig, sondern auch die Art, sie vorzubereiten!

Immer mehr Menschen schwören auf Rohkost, weil sie der Ansicht sind, daß beim Kochen die Nahrungsmittel qualitative Einbußen erleiden. Zu Recht. Durch die Einwirkung von Hitze und Wasser gehen die wasserlöslichen Vitamine zum Teil verloren. Das ist übrigens auch der Fall bei der mechanischen Zerkleinerung oder sonstigen Verarbeitung von Obst und Gemüse. Rohkost ist zweifellos sehr gesund und sollte mindestens ein Drittel der Nahrungsmenge ausmachen. Doch gibt es zahlreiche Lebensmittel – man denke an Kartoffeln, Hülsenfrüchte, Nudeln oder Reis –, die nicht roh, sondern nur in gekochter oder gebackener Form verzehrt werden können. Für eine optimale Vitalstoffaufnahme sollten folgende Punkte beachtet werden:

- Die Nahrungsmittel unmittelbar vor dem Verzehr vor- und zubereiten; sie nicht zu stark zerkleinern, sonst wird die Oberfläche, aus der die Vitamine und Mineralstoffe ins Kochwasser ausgeschwemmt werden, größer. Kochen Sie Gemüse, sollten Sie deshalb das Kochwasser wieder verwenden oder gar als Gemüsesaft trinken, denn darin

Die besten Basenspender

Lebensmittel	Kalorien kcal	Kalium mg	Magnesium mg	Kalzium mg
Ananas	47	173	17	16
Äpfel	58	200	12	7
Aprikosen	51	278	9	16
Artischocken	49	350	26	53
Bananen	85	390	36	6
Blumenkohl	27	330	17	20
Brokkoli	32	464	24	105
Brombeeren	58	190	44	30
Brunnenkresse	22	230	15	170
Buttermilch	35	147	15	110
Champignons	15	420	13	8
Endivie	20	346	10	54
Erdbeeren	37	150	26	15
Johannisbeeren, rot	50	240	13	30
Fenchel	53	500	30	100
Grünkohl	38	490	31	210
Gurken	13	110	22	31
Kartoffeln	76	430	18	13
Kohlrabi	29	380	45	70
Kürbis	15	383	8	22
Löwenzahn	45	440	35	155
Meerrettich	80	560	32	110
Möhren	40	240	10	35
Paprika	24	210	12	10
Radieschen	18	250	8	35
Rettich	13	320	15	33
Rosenkohl	47	411	22	31
Rote Bete	43	340	25	30
Rotkohl	26	266	18	35
Schwarzwurzel	77	320	20	50
Sellerie	40	320	10	70
Spargel	21	207	20	21
Spinat	26	633	58	126
Tomaten	22	300	20	14
Wassermelone	27	158	3	10
Weißkohl	25	227	23	46
Wirsing	31	282	12	47
Zucchini	18	200	20	30

95

befinden sich viele wertvolle Vitamine und Mineralien. Verwenden Sie nur sehr wenig Kochwasser, denn Gemüse und Obst enthalten ohnehin schon Wasser.

• Um Vitaminverluste zu vermeiden, sollte man im Rahmen des Möglichen das Gemüse mit der Schale kochen, das gilt vor allem für Kartoffeln, denn unter der Schale befinden sich die meisten Vitalstoffe. (Allerdings sollten nur ganz frische Kartoffeln mit Schale gekocht werden. Kartoffeln, deren Schale grünlich ist, müssen sehr gründlich geschält werden, da sie das Gift Solanin enthalten.) Achten Sie darauf, daß Tiefkühlprodukte langsam auftauen; ein Auftauen in der Mikrowelle ist zu vermeiden.

• Jedes Lebensmittel hat eine bestimmte Garzeit. Man sollte Gemüse oder Fleisch nicht länger als unbedingt nötig kochen; bei übermäßig langem Kochen werden viele Nährstoffe zerstört.

• Vorsicht vor zuviel Ölfritüren und Grillgerichten! Werden Speisen in siedendem Fett zubereitet oder geräuchert, erzeugt die Hitze eine Bräunung. Diese Bräunung ist eine Oxidierung, die Gift- und fette Abfallstoffe erzeugt, die wiederum die Ursache von Verdauungsstörungen und Gesundheitsschäden (Arteriosklerose und Krebserkrankungen) sein können. Mit Dampf garen die Speisen ebenso schnell wie beim Kochen oder Grillen und behalten Geschmack, natürliche Farbe und Nährwert. Köcheln und Andünsten bewirken dasselbe. Im Rahmen einer Schlankheitskur ist fettsparendes oder gar fettloses Garen, wie beispielsweise in einer beschichteten Pfanne oder in einem Römertopf, am besten.

Sich neue Eßgewohnheiten aneignen!

Ernährungsfehler werden nicht nur bei der Zusammenstellung der Speisen und bei deren Zubereitung gemacht, sondern auch beim Essen selber. Damit Sie nicht einen möglichst sorgfältig zusammengestellten und ausgewogenen Speiseplan durch solche unnötigen Fehler zunichte machen, sollten Sie sich stets an die nachfolgenden Regeln halten.

- Lassen Sie sich zum Essen stets genügend Zeit, denn Hektik und Streß bei der Nahrungsaufnahme schaden der Verdauung. Essen Sie *bewußt* und mit *Freude,* das heißt ohne Ablenkung und in Ruhe. Essen Sie also nicht im Stehen, beim Fernsehen oder Telefonieren!
- Gewichtsreduzierung hat mit Askese nichts zu tun. Eine kleine Sünde muß nicht schlechtes Gewissen hervorrufen. Man muß nur verstärkt darauf achten, daß die schlechten Angewohnheiten nicht wiederkommen.
- Salat oder eine andere Vorspeise, etwa 15 bis 20 Minuten vor dem Hauptgericht genossen, senkt das Hungergefühl, hebt den Sättigungsgrad und hilft so beim Übergewichtabbau. Eine ähnliche Wirkung hat das Apfelessig-Grundgetränk.
- Beginnen Sie nicht zu hungern, sondern essen Sie sich satt, aber essen Sie nicht mehr, auch wenn es gut schmeckt. *Lernen Sie, satt zu werden!* Begnügen Sie sich am besten mit dem Inhalt *eines* Tellers zu beiden Hauptmahlzeiten – ohne zu schwindeln ... Hören Sie auf zu essen, wenn sich ein Sättigungsgefühl einstellt, auch wenn noch etwas auf dem Teller liegt. Stark Übergewichtige kennen nicht mehr das Gefühl, satt zu sein. Es kann aber wieder antrainiert werden! Sie brauchen sich nur zu belauschen und auf die Signale Ihres Magens zu achten!
- Nicht hungern! Denn Unterernährung kann zum Blutzuckermangel (Unterzuckerung) führen. Das gilt vor allem für übergewichtige Diabetiker.
- Versuchen Sie, *regelmäßige* Essenszeiten einzurichten. Auf diese Weise gewöhnt sich Ihr Körper an, nur zu Essenszeiten Hunger zu haben. Sollte Ihnen am Anfang der Magen zwischendurch knurren, trinken Sie Mineral-

wasser oder ungesüßte Früchtetees. Für alle Fälle sollten Sie immer einen Apfel, eine Möhre oder gar eine Stange Sellerie bei sich haben.

- Lassen Sie keine Mahlzeit ausfallen bzw. überspringen Sie keine mit einem Butterbrot.
- Vermeiden Sie übergroße Portionen, und essen Sie lieber vier- oder fünfmal pro Tag eine Kleinigkeit. Da man bei jeder Verdauung rund 200 Kalorien verbrennt, ist es für die Schlankheit sogar förderlicher, eine Kleinigkeit als nichts zu essen.
- Kauen Sie jeden Bissen gut durch, dadurch wird die Nahrung richtig eingespeichelt und im Magen besser verarbeitet. Auch das hilft beim Gewichtreduzieren, denn Sie werden weniger essen. Das Sättigungsgefühl stellt sich nämlich erst nach 20 Minuten ein. Nur durch richtiges Kauen haben stark Übergewichtige bis 6 Kilo innerhalb eines Jahres abgenommen!
- Im Rahmen des Möglichen nicht während des Essens trinken. Die mit den Speisen aufgenommene Flüssigkeit bewirkt nämlich eine viel stärkere Säurebildung und erschwert die Verdauung. Wenn es nicht anders geht, dann wenig und in kleinen Schlucken trinken. Auf keinen Fall zerkautes Essen mit Flüssigkeit »hinunterspülen«.
- Es empfiehlt sich, in den späten Abendstunden keine größeren Mahlzeiten mehr zu sich zu nehmen und weitgehend auf eiweißhaltige Nahrung zu verzichten, vor allem nach 19 Uhr. Zwei Stunden vor dem Zu-Bett-Gehen sollte nichts mehr gegessen werden.
- Nie aus Langeweile essen, sondern nur, wenn Sie wirklich Hunger haben!
- Wenn Sie naschen wollen, tun Sie dies mit kohlenhydratreicher Nahrung und nicht mit Schokolade oder Eiweiß. Essen Sie keine Süßigkeiten als Belohnung oder zum Trösten!

- Lassen Sie sich nicht von Ihren Freunden zum »Sünden« verleiten!
- Lernen Sie während der Abnehmphase, was Sie später essen können, um Ihr Gewicht zu halten. Gewöhnen Sie sich an die entsprechenden Lebensmittel.

Brauchen Senioren eine besondere Ernährung?

Wer sich über Jahre vollwertig ernährt hat, wird im Alter keine besondere Ernährung benötigen. Ältere Menschen, die jedoch aufgrund von jahrzehntelanger Fehlernährung Darm-, Leber-, Magen- oder Gallenstörungen haben, brauchen unter Umständen zusätzliche Vitamine und Mineralien, da die Aufnahme gestört ist.

Von der in der Werbung angepriesenen Zusatz- bzw. Fertigkost für ältere Menschen halten wir nichts. Eine Vollwerternährung deckt ihren Bedarf an Vitalstoffen.

Für Männer ab 65 Jahren hat man wie gesagt 2300 Kalorien als Kalorienwert errechnet, für Frauen 2100 Kalorien. Durch den altersbedingten »Verschleiß« der Organe verläuft bei Senioren alles langsamer, auch die Verdauung. Es gilt, den Verdauungsvorgang zu erleichtern, indem man kleine Bissen nimmt und gründlich sowie langsam kaut – nach dem Motto »Gut gekaut ist halb verdaut«. Es ist außerdem wichtig, ballaststoffreiche Nahrungsmittel zu bevorzugen. Auch hier kann das Apfelessig-Grundgetränk für Schwung sorgen und »viel in die Wege« leiten, von der Versorgung mit essentiellen Substanzen ganz zu schweigen.

Problematischer ist unseres Erachtens das Ernährungsverhalten älterer Menschen, vor allem, wenn sie allein leben. Viele neigen dazu, zu unregelmäßigen Zeiten zu essen, die Hauptmahlzeit auszulassen oder sie mit einer Tasse Kaffee oder einem Stück Sahnetorte zu überspringen. Dann essen sie bei der nächsten Mahlzeit das Doppelte. Ein Schnellgericht aus der Dose ist sehr oft die bequeme Lösung – vor allem bei männlichen Senioren, die in jüngeren Jahren nicht kochen gelernt haben. Ein weiter zu beobachtendes Fehlverhalten ist, daß die Speisen oft kalt und unbewußt hinuntergeschlungen werden.

40 Prozent der Männer und 70 Prozent der Frauen treten in den Ruhestand mit erheblichem Übergewicht! Durch den verlangsamten Stoffwechsel und den verringerten Energiebedarf ist keine Entlastung zu erwarten. Wir können Senioren deshalb nur raten, ihre Kalorienzufuhr ihrer nun geringeren körperlichen Betätigung anzupassen und sich nach den oben aufgeführten Prinzipien einer gesunden Ernährung zu richten. Es ist nie zu spät! Und wer Schwierigkeiten beim Kauen hat, kann die Getreideprodukte in Form von Vollkornmehl zu sich nehmen und das frische Gemüse und Obst fein hacken oder reiben.

In den meisten Städten sorgen gemeinnützige Organisationen für die sogenannten Alten- bzw. Altershilfe. Zu den Leistungen gehört unter anderem das sogenannte »Essen auf Rädern«. Wir sind der Auffassung, daß diese wenn auch nicht optimale Lösung für ältere Menschen, die sich – aus welchen Gründen auch immer – nicht selbst beköstigen können, doch besser ist, als drei oder vier Butterbrote, über den ganzen Tag verteilt, zu sich zu nehmen. Es ist wichtig, eine warme Hauptmahlzeit am Tag zu sich zu nehmen – das gilt übrigens auch für jüngere. Außerdem wird die Person dazu bewogen, die nach den Grundsätzen der Diätetik zusammengestellten Speisen zu regelmäßigen Essenszeiten einzunehmen.

Kinder und Jugendliche

Bezogen auf das Körpergewicht nehmen Kinder wesentlich mehr Nahrung zu sich als Erwachsene. Und je jünger das Kind ist, desto höher ist der Nährstoffbedarf je Kilo Körpergewicht. Aufgrund des Körperwachstums benötigen Kinder verhältnismäßig mehr Eiweiß als Erwachsene. Auf eine regelmäßige Kohlenhydratzufuhr sind sie ebenso angewiesen, da nicht genügende Zuckerspeicher in der Leber angelegt sind. Vor allem die Vitaminversorgung ist bei Kindern und Jugendlichen wichtig, da sie aufgrund ihres Wachstums einen gegenüber Erwachsenen erheblich gesteigerten Stoffwechsel haben. Die Vitamine der B-Gruppe sind für viele Stoffwechselvorgänge erforderlich. Die Mineralstoffe nicht zu vergessen, die während des Wachstums lebenswichtig sind, man denke vor allem an Kalzium, Eisen und Jod.

Um es nochmal zu betonen: Der Mehrbedarf von Kindern ist rechnerisch, also bezogen auf das Körpergewicht, und nicht mengenmäßig zu verstehen. Ein Kind braucht nicht die doppelte Menge wie ein Erwachsener, um seinen Bedarf zu decken, sondern etwa die gleiche Menge. Kinder sollten nie zum Essen gezwungen werden, auch dann nicht, wenn sie »Spatzenesser« sind.

Viele Eltern werden tagtäglich mit den Problemen konfrontiert, die mit der Ernährung ihrer Kinder entstehen. Kleinkinder gehen zum Beispiel in den Streik, weil ihnen die Farbe oder die Beschaffenheit der aufgetischten Speisen nicht zusagt; Kinder oder Jugendliche lassen grundsätzlich das Frühstück aus, füllen sich dafür im Laufe des Tages den Magen voll mit fettem, zuckerhaltigen und salzigen Essen, das besonders *nährstoffarm* ist, und legen damit den Grund zur späteren Fettleibigkeit. Die in den ersten Lebensjahren angelegten Fettzellen bleiben nämlich für immer. Die Eltern sind gefordert. Sie sollten versuchen, ihre Kinder mit gesundem Essen vertraut zu machen, indem sie mit gutem Beispiel vorangehen und z. B. das Kind an der Zubereitung des Essens beteiligen. Kinder, die von klein auf vollwertig ernährt werden, haben meist einen gut entwickelten Geschmackssinn und ein natürliches Gespür, was ihnen guttut und was nicht. Das Verlangen nach Süßem, Fettem, Salzigem (Schokolade, Pommes frites, Chips) tritt bei ihnen weitaus weniger auf.

Eignen Sie sich gesunde Verhaltensweisen an!

Wir sprachen zu Beginn dieses Kapitels von einem ganzheitlichen Programm gegen die überschüssigen Pfunde. Die Themen »Entspannung, Streßabbau, Sport, Bewegung« ausführlich zu behandeln, würde den Rahmen dieses Buches natürlich sprengen, weshalb wir uns auf einige allgemeine Empfehlungen beschränken möchten:

- Suchen Sie Abwechslung, andere *ausfüllende* Lebensinhalte, die Sie vom Essen ablenken; besonders geeignet sind kreative Tätigkeiten, die einen innerlich befriedigen; gehen Sie unter die Leute!
- Überdenken Sie Ihre Lage, Bewußtsein ist der erste Schritt auf dem richtigen Weg; wenden Sie Entspannungstechniken (Autogenes Training, Selbstsuggestion, Visualisierung oder sogar Joga – wenn möglich vor dem Essen) an, mit dem Ziel auf Streßbewältigung, Konfliktlösung, mehr Kontakte nach außen, neue Lebensinhalte; *wenn Sie entspannt sind, wird der Drang, mehr zu essen, nicht mehr so stark sein.*
- Machen Sie öfter *Atemübungen.* Richtiges, d. h. langsames und vertieftes Atmen will gelernt sein. Die Luft soll stets durch die Nase und nicht durch den Mund einströ-

men. Vertiefte Atmung bedeutet, daß die eingeatmete Luft möglichst in alle Teile der Lungen gelangt. Ziehen Sie die Luft bis tief in den Bauch, indem Sie die Bauchmuskeln weit herausdrücken. (Diese sogenannte Bauchatmung wirkt entspannend und stimulierend. Das Hin- und Herbewegen des Zwerchfells massiert nämlich die unteren Organe und fördert den Blutkreislauf.) Achten Sie auf eine gleichmäßige, rhythmische Atmung! Das läßt sich besonders beim Spazierengehen, Wandern oder Treppensteigen durchführen. Atmen Sie ein, wenn Sie den Fuß heben, und aus, wenn er den Boden oder die Stufe wieder berührt.

● Ergreifen Sie »belebende« Maßnahmen vor allem zur Anregung der Durchblutung und zur Ankurbelung des Stoffwechsels: Schlenzbäder, Ganzkörperwaschungen bzw. -abreibungen mit Apfelessig, Kaltwasseranwendungen, Wechselduschen, Wechselfußbäder: starke Temperaturschwankungen bringen den Stoffwechsel auf Hochtouren und fördern die Freisetzung von Fett. Suchen Sie Kalt-Warm-Reize. Bei Winterwanderungen ist es z. B. besser, sich mit Normalbekleidung warm zu laufen, als sich warmverpackt den kalten Temperaturen anzupassen.

● Sorgen Sie für ein aufbauendes Training an der frischen Luft zur Anregung des Stoffwechsels. Sportliche Höchstleistungen sind nicht erforderlich, es reicht, wenn man schwitzt und in die Nähe seiner Leistungsgrenze kommt.

● Es muß wie gesagt nicht unbedingt Sport sein. Bei übergewichtigen Menschen, die unsportlich und nicht besonders fit sind und trotzdem abspecken wollen, eignet sich Laufen bzw. Spazierengehen oder Wandern. Man sollte allerdings dabei nicht schlendern oder latschen, sondern kräftig ausschreiten. Bewegung regt den Stoffwechsel an, was zu einer besseren Verwertung der Nahrungsmittel führt, beugt also weiterem Übergewicht vor bzw. erhält eine Gewichtsreduzierung aufrecht. Auch bei Hobbys kann man ausreichend Bewegung finden. Man denke unter anderem an die Gartenarbeit, die hinsichtlich des gesundheitsfördernden Aspekts den beliebten Sportarten in nichts nachsteht.

- Haut- und Körperpflege tragen zweifellos zum allgemeinen Wohlgefühl bei und sollten gerade bei Übergewichtigen nicht zu kurz kommen. Wir verweisen erneut auf das Apfelessig-Buch: Peter Grunert, *Apfelessig. Heilung aus der Natur,* in dem Sie viele Apfelessigrezepturen zur Haut- und Körperpflege finden.

104

6. Kapitel

Die Apfelessigkur zum Abnehmen

Im Mittelpunkt unserer Schlankheitskur stehen zweifellos die regelmäßig einzunehmenden Apfelessig-Grundgetränke sowie eine sorgfältige, abwechslungsreiche Zusammenstellung der Speisen, die den im vorstehenden Kapitel aufgeführten *Grundsätzen einer gesunden Ernährung* (z. B. dem optimalen Nährstoffverhältnis) entsprechen und eine optimale Nahrungsverwertung gewährleisten.

Die im Verlauf dieses Kapitels aufgeführten Rezeptvorschläge sind als Frisch-, Leicht- und Vollwertkost zu betrachten und weisen den Weg zu einer konsequenten Ernährungsumstellung. Die vierwöchige Schlankheitskur ist fettarm und kohlenhydratbetont (viel Gemüse), um den Fettabbau zu beschleunigen. Es schließen sich Speisen an, die auf denselben diätetischen Überlegungen basieren und Anregungen für die Zeit danach sind; bei manchen kommt Apfelessig als Gewürz vor.

Beim Übergewichtabbau arbeitet unsere Apfelessigkur auf folgende Ziele hin: Regulierung des Säure-Basen-Haushalts und damit des Stoffwechsels, Entlastung der Organe, Stärkung der körpereigenen Abwehrmechanismen, Anregung des Kreislaufs.

Es gilt in erster Linie, dem Säureüberschuß im Organismus

entgegenzuwirken, und zwar mit einer vorwiegend basischen, d. h. weniger eiweißreichen Kost, um die überschüssige Säure zu binden und auszuschwemmen. Übersäuerung bringt den Stoffwechsel zum Erliegen und führt zur Fettsucht. Nur eine konsequente Entsäuerung durch eine Ernährungsumstellung kann den Stoffwechsel wieder in Gang bringen. Aufgrund seiner vielfältigen Wirkeigenschaften kann Apfelessig – als Grundgetränk, Gewürz oder in äußerer Anwendung – eine entscheidende Umkehr im inneren Geschehen einleiten, und zwar innerhalb eines umfangreichen Programms

Unsere Apfelessig-Kur erfolgt ganzheitlich, von innen und von außen. Dabei kommt der Haut, die unseren gesundheitlichen Zustand weitgehend widerspiegelt, eine besondere Bedeutung zu, und zwar in ihrer ausscheidenden Schutzfunktion. Die Wirkung der vielfältigen äußeren Wasseranwendungen mit *Apfelessig* ist nicht zu unterschätzen (s. Kapitel 4): Wir möchten unter anderem die besonders am Morgen belebende Wirkung von Ganzkörperwaschungen, die Selbstmassagen sowie die Überwärmungsbäder hervorheben.

Apfelessiganwendungen und gesunde Ernährung haben jedoch nur dann Sinn und Aussicht auf Erfolg, wenn sie von flankierenden Maßnahmen im Sinne einer vernünftigen und gesunden Lebensweise unterstützt werden: weitgehender Verzicht auf Rauchen, Kaffee und Alkohol, ausreichende Bewegung in frischer Luft, genügend Schlaf, Atemübungen, vernünftiges Verhältnis zwischen Anspannung und Entspannung. Psychisches Wohlbefinden ist überaus wichtig, denn es wirkt sich unmittelbar auf das vegetative Nervensystem aus, das bekanntlich die meisten organischen Funktionen steuert.

Noch ein Wort zu den Getränken: Verzichten Sie auf Kaffee, Alkohol, schwarzen Tee und zuviel Obst- und Gemüsesäfte.

Empfehlenswert sind: Wasser, Grüner Tee und Früchte-tees.

Hinweis: Sofern Sie mit etwas Honig süßen, sollten Sie einen möglichst geschmacksneutralen, aber hochwertigen Honig benutzen.

Ideal zum Entschlacken: Fasten

Starkes Übergewicht ist die Ursache zahlreicher chronischer Krankheiten und kann lebensverkürzend sein. Deshalb sollte jeder Betroffene, der unter seinem Übergewicht nicht nur physiologisch zu leiden hat, sondern auch psychosozialem Streß ausgesetzt ist, sich auch nach Naturheilverfahren umsehen, die den Abnehmprozeß unterstützen können. Fasten ist ein solches Naturheilverfahren, das zu Beginn unserer Schlankheitskur, *in der Entsäuerungsphase,* Wirkung zeigen kann.

- Vor allem sollte Fasten nicht als Hungern aufgefaßt werden, sondern als freiwillige Nahrungsenthaltung. Grundvoraussetzung ist die Verinnerlichung der Zielsetzung, die Motivierung: Was will und kann man mit dem Fasten erreichen?
- Fasten kann nicht nur den Abnehmprozeß einleiten, sondern auch noch einiges andere bewirken, was langfristig wichtig für das allgemeine Wohlbefinden ist. Während des Fastens erholen sich die Organe weitgehend. Die Ermüdung der Organe ist nämlich der Grund dafür gewesen, daß der Stoffwechsel nicht mehr richtig funktionierte, was unter anderem zur Fettleibigkeit führte. Durch den Verzicht auf Nahrung wird der Körper außerdem entschlackt, entgiftet und gereinigt.
- Jeder soll jedoch genau überlegen, für welche Form des

Fastens er sich entscheiden möchte: Monodiät, kurze oder lange Nulldiät. Kennzeichen der Monodiät ist, täglich nur ein Nahrungsmittel zu sich zu nehmen und zwischen den Mahlzeiten Wasser oder Apfelessigtees (s. 4. Kapitel) zu trinken.

Die kurze Nulldiät (1 bis 2 Tage) erfreut sich zunehmend großer Beliebtheit. Immer mehr gesundheitsbewußte Menschen legen jede Woche einen Fastentag ein. Man muß nur darauf achten, genügend zu trinken, und zwar rund 2 Liter Flüssigkeit (Wasser oder ungesüßte Früchtetees) schluckweise über den ganzen Tag verteilt. Zur weiteren Versorgung des Organismus mit essentiellen Vitaminen und Mineralstoffen empfehlen wir außerdem, das Apfelessig-Grundgetränk dreimal täglich einzunehmen.

Die lange Nulldiät (1 bis 3 Wochen) sollte nur unter ärztlicher Aufsicht in einer ruhigen Umgebung fern von Streß und schädlichen Umwelteinflüssen erfolgen. Auf regelmäßige Blutdruckmessung ist zu achten, da sich der Stoffwechsel vollständig umstellt. Schon aus diesem Grund können wir eine solche drakonische Maßnahme nicht befürworten. Selbst wenn Sie nach einer Woche eine erfolgversprechende Gewichtsreduzierung erzielt haben, werden Sie nach Beendigung der Fastenkur Ihr altes Gewicht schnell wieder haben, sofern Sie Ihre bisherige falsche Ernährungsweise nicht ändern.

• Es ist wichtig, daß auch nach einer kurzen, dreitägigen Fastenkur die Aufnahme von fester Nahrung *schrittweise* und nach Nahrungsmittelart erfolgt. Sinnvoll ist es, mit gedünstetem Grüngemüse anzufangen. Am zweiten Tag kann man Dickmilch (morgens), Obst und Vollkornbrot hinzufügen. Ab dem dritten Tag können allmählich Eier, mageres Fleisch, Geflügel und Fisch (am besten mit Dampf gegart) integriert werden.

Die Hitliste der Schlankmacher

Lebensmittel	Fett / kcal g/100 g je 100 g
Ananas	0,2 / 47
Äpfel	0,1 / 58
Apfelmus	0,1 / 91
Aprikosen	0,2 / 51
Aprikosen/Dose	0,2 / 51
Artischocken	0,2 / 49
Auberginen	0,2 / 25
Austern	1,2 / 68
Bananen	0,2 / 85
Birnen	0,4 / 61
Blumenkohl	0,2 / 27
Bohnen, grüne	0,2 / 32
Broccoli	0,3 / 32
Brombeeren	0,9 / 58
Brötchen	0,5 / 269
Buttermilch	0,5 / 35
Endivie	0,1 / 20
Erbsen, grün	0,4 / 84
Erdbeeren	0,5 / 37
Feigen	0,4 / 65
Feldsalat	0,3 / 18
Fenchel	0,1 / 53
Flunder	0,8 / 86
Flußbarsch	0,8 / 86
Gartenkresse	0,7 / 32
Grahambrötchen	1,0 / 227
Grapefruit	0,1 / 39
Grünkohl	0,8 / 38
Gurken	0,1 / 13
Hecht	1,9 / 89
Heidelbeeren	0,5 / 62
Himbeeren	0,5 / 57
Himbeeren, gesüßt	0,2 / 98
Huhn	5,6 / 138

Lebensmittel	Fett / kcal g/100 g je 100 g
Hühnerleber	3,7 / 141
Hummer	1,9 / 91
Johannisbeeren, rot	0,2 / 50
Johannisbeeren, weiß	0,2 / 50
Kabeljau	0,3 / 78
Karotten	0,2 / 40
Kartoffeln	0,1 / 76
Kirschen	0,4 / 60
Knäckebrot	1,4 / 349
Knoblauch	0,2 / 129
Kohl	0,8 / 38
Kohlrabi	0,1 / 29
Kopfsalat	0,2 / 14
Kürbis	0,1 / 15
Kutteln	2,0 / 99
Lauch	0,3 / 44
Löwenzahn	0,7 / 45
Magermilch	0,1 / 34
Magerquark	0,3 / 73
Mais	0,1 / 96
Mandarinen	0,2 / 46
Mangold	0,4 / 27
Meerrettich	0,3 / 80
Melonen	0,1 / 30
Molke	0,3 / 25
Muscheln	1,9 / 76
Orangen	0,2 / 49
Paprika	0,2 / 24
Petersilie	0,6 / 44
Pferdefleisch	2,6 / 120
Pfirsiche	0,1 / 46
Pflaumen	0,1 / 50
Preiselbeeren	0,5 / 42
Pumpernickel	1,2 / 246
Quitten	0,3 / 57

Lebensmittel	Fett / kcal
	g/100 g je 100 g
Radieschen	0,1 / 18
Rhabarber	0,1 / 16
Roggenbrot	1,2 / 253
Rosenkohl	0,4 / 47
Rote Bete	0,1 / 43
Rotkohl	0,2 / 26
Sauerkraut	0,2 / 18
Sauermilchkäse	0,7 / 136
Schellfisch	0,1 / 79
Schichtkäse	4,7 / 98
Schnittlauch	0,3 / 28
Scholle	0,8 / 75
Schwarzwurzeln	0,3 / 77
Sellerie	0,2 / 40
Spargel	0,2 / 21
Spinat	0,3 / 26
Stachelbeeren	0,2 / 39
Stutenmilch	1,3 / 44
Thunfisch natur	1,0 / 108
Tintenfisch	0,8 / 73
Tomaten	0,2 / 22
Trauben	0,3 / 67
Truthahn	4,0 / 198
Wassermelonen	0,2 / 27
Weißkohl	0,2 / 25
Wirsing	0,4 / 31
Zander	0,7 / 90
Zitronen	0,2 / 25
Zwiebeln	0,1 / 38

Köstlich würzige Soßen mit Apfelessig

Der Anteil von Salaten in unserem Schlankheitsprogramm ist relativ hoch. Aktive Rohkost erzeugt nämlich eine basische Verstoffwechslung, was zu einer gründlichen Entsäuerung und Entschlackung des Organismus führt. Es folgen ein paar Soßenzubereitungen mit Apfelessig, die viele Speisen, nicht nur Gemüsesalate, verfeinern.

Vinaigrette
3 EL Distelöl
1 EL Apfelessig
1 TL Dijonsenf (oder Apfelessigsenf)
1 Knoblauchzehe
1 kleine Schalotte
1 EL Petersilie, fein gehackt
1 Prise Pfeffer
1 Prise Salz (möglichst wenig)
In der Reihenfolge Senf, Öl, Apfelessig gut verrühren; Knoblauch, Schalotte und Petersilie fein hacken und hinzugeben, mit Pfeffer und Salz abschmecken.

Kräuterdressing
1/2 Becher Joghurt
1 EL Apfelessig
1 Handvoll frische Kräuter
1 Knoblauchzehe
1 Prise Pfeffer
Knoblauch und Kräuter (z. B. Petersilie, Dill, Schnittlauch, Borretsch, Liebstöckel) mit einem Messer oder einer Wiege kleinhacken, Joghurt und Apfelessig dazugeben, zum Schluß mit Pfeffer abschmecken.

112

Apfelessig-Bananen-Soße

2 Bananen
3 EL Apfelessig
1/8 l Weißwein
1/2 Becher Joghurt
2 TL Currypulver
1 TL Muskatpulver
1 Prise Salz

Bananen mit Apfelessig, Weißwein und Joghurt zu einer cremigen Masse pürieren. Die Gewürze dazugeben. Es entsteht eine köstliche gelbe Soße. Bananen enthalten überdurchschnittlich viel Kalium, Magnesium und Peletin. Sie neutralisieren überschüssige Säure und begünstigen die Magen- und Darmtätigkeit.

Diese Soße läßt sich übrigens vorzüglich abwandeln, indem man statt Bananen Artischocken, Ananas oder Avocados verwendet.

Apfelessigsenf

250 g Senfkörner
1/2 l Apfelessig
1 EL Honig
1 EL Paprika
Kräutersalz

Senfkörner im Mörser zerreiben (Reformhäuser bieten aber auch fertiges Senfmehl an). Das Mehl mit dem Essig verrühren und zum Kochen bringen, die Gewürze dazugeben. Nach dem Abkühlen in vorbereitete Gläser abfüllen. Auf diese Weise erhalten Sie einen milden Senf ohne Konservierungsstoffe.

Durch Zugabe von Meerrettich (30 bis 50 g) oder Kräutern (Kräutermischung) läßt sich dieses Grundrezept in der Schärfe und im Geschmack abwandeln.

Wurzeln wieder entdecken!

Mit Ausnahme der Karotte ist Wurzelgemüse leider inzwischen aus der Mode gekommen. Fenchel, Kohlrüben, Knollensellerie, Meerrettich, Petersilienwurzeln, Pastinaken, Rettich, Rote Bete, Schwarzwurzeln, Steckrüben, Topinambur bieten nämlich eine viel größere Nahrungsdichte als manches andere Gemüse oder Reis bzw. Nudeln und galten früher zu Recht als »Wurzeln des Lebens«. Sie haben nicht nur wenig Kalorien (Steckrüben 9 auf 100 Gramm!), sie sind auch ballaststoffreich und enthalten viele Vitamine und Mineralstoffe, vor allem *Kalium*. Sie sind allesamt harn- und wassertreibend, wirken günstig auf die Darmtätigkeit und tragen zur Harmonisierung der Darmflora bei. Wir haben einige Wurzel-Rezepte zusammengestellt, denn sie sind die *Schlankheitspflanzen* schlechthin!

Nachfolgend einige Rezeptbeispiele hierzu:

Rote-Bete-Feldsalat mit Nüssen (für 1 Person)

100 g Rote Bete
50 g Feldsalat
5 Walnußkerne
1 EL Distelöl
1 TL Apfelessig
1 TL Schalotten oder Zwiebelwürfel
2 EL Petersilie

Rote Bete rund 30 Minuten kochen, enthäuten, abkühlen lassen und in dünne Scheiben schneiden, Feldsalat putzen, gründlich waschen und abtropfen lassen. In einer Schüssel eine Soße aus Distelöl, Apfelessig und Schalotten bzw. Zwiebelwürfeln zubereiten, den Feldsalat darin wenden und auf dem Teller verteilen. Rote Bete und Walnußkerne in der restlichen Soße marinieren und auf dem Feldsalat verteilen. Mit Petersilie dekorieren. Bei Bedarf mit Salz und Pfeffer abschmecken.

Klassischer Waldorfsalat

200 g Sellerieknolle
1 großer Apfel
1 kleine Ananas
30 g gehackte Walnußkerne
50 ml Dickmilch
1 Becher Joghurt
Saft von 1/2 Zitrone
gerebelten Kerbel
1 Scheibe Vollkorntoast

Sellerie putzen, Ananas schälen, das Mittelstück entfernen und ca. 200 g in Stücke schneiden. Apfel schälen, Gehäuse entfernen. Sellerie und Apfel reiben, Ananas und gehackte Walnußkerne dazugeben. Alles sofort mit Zigronensaft übergießen. Dickmilch und Joghurt mit dem Kerbel vermischen und unter den Salat rühren. Mit 1 Scheibe Vollkorntoast essen.

Rote-Bete-Apfelgemüse mit Kartoffeln

1 größere Rote Bete (etwa 100 g)
1 säuerlicher Apfel
1 Zwiebel
5 g frisch geriebenen Meerrettich
1 EL Distelöl
1 TL Apfelessig
1 Prise Pfeffer
1 mittelgroße Kartoffel

Rote Bete und Kartoffel getrennt kochen und in dünne Scheiben schneiden. Distelöl in einer Pfanne erhitzen, Zwiebel und Apfel darin goldgelb braten, rote Bete und Kartoffel dazugeben, mit Meerrettich, Pfeffer und Apfelessig würzen.

Vor allem für den »kleinen Hunger zwischendurch«, der so manche Diätvorsätze bereits nach wenigen Tagen zum

Scheitern brachte, eignet sich Obst in nahezu allen Variationen.

Viel Obst zwischendurch essen!

Obst enthält zwar durch den Fruchtzucker etwas mehr Kalorien als Gemüse, mit unter 50 kcal pro 100 g ist es (mit Ausnahme der Banane) jedoch relativ arm an Energie und liefert erhebliche Mengen an Nährstoffen. Außerdem sind die meisten Fruchtsorten ballaststoffreich und führen daher ab, sie enthalten viel Kalium, wirken harntreibend sowie cholesterinsenkend. Viele Obstarten unterstützen den Eiweißstoffwechsel (insbesondere die Ananas) und wirken dadurch der Versäuerung des Organismus entgegen. Für den kleinen Hunger zwischendurch eignet es sich allemal besser als ein Stück Torte oder eine Portion Pommes frites. Essen Sie Obst nach Saison, Obstkonserven sollten Sie vermeiden, insbesondere gezuckerte. In Verbindung mit mageren Milchprodukten und/oder Müsli bietet Obst eine gute Frühstücksalternative zu Weiß- oder Graubrot mit Wurstbelag. Nicht unproblematisch ist allerdings die Obstzufuhr bei Diabeteskranken.

Kombinationen zwischen Obst und Joghurt/Quark sind ebenfalls zu empfehlen. Verwenden Sie Quark der Magerstufe, nicht jedoch fettreduzierten Joghurt oder fettarme Milch, da diese als denaturierte Nahrungsmittel einzustufen sind. Auch von sonstigen »light-Produkten« sollten Sie Abstand nehmen. Es genügt, wenn Sie beim Kochen wenig Fett benutzen und auf fettes Fleisch und Wurstwaren verzichten.

Einige Rezeptvorschläge hierzu:

Heidelbeerquark

100 g Magerquark
100 g frische Heidelbeeren oder aus der Tiefkühltruhe
1 EL Zitronensaft
3 EL Milch
1 TL Zucker
Alle Zutaten in eine Schale geben und gut miteinander vermischen.

Joghurt Mandarin

5 mittelgroße Mandarinen
1 Becher Joghurt
1 EL Vollkorn-Haferflocken
evtl. 1 TL Honig
Die Haferflocken unter den Joghurt rühren und rund 1/2 Stunde quellen lassen. Die Mandarinen schälen, die Fruchtschnitzel in der Mitte durchschneiden und untermischen. Bei Bedarf mit wenig Honig süßen.

Erdbeer-Hirsequark

100 g große Erdbeeren (auch tiefgefrorene möglich)
30 g feingemahlene Hirse
1 TL Honig
5 EL Wasser
70–80 g Magerquark
1 TL Mandelsplitter
1 ungespritzte Zitrone
1 Prise Zimt
Hirse mit Wasser aufkochen und etwa 5 Minuten lang quellen lassen, dabei hin und wieder umrühren. Dann Honig, Mandelsplitter und etwas geriebene Zitronenschale beigeben und den Quark unterrühren. Erdbeeren in mundgerech-

te Stücke schneiden und hinzugeben, alles noch einmal gut verrühren. Mit Zimt abschmecken.

Exotic-Joghurt
1 Apfelsine
1 Mango
$1/2$ Banane
1 Becher Joghurt
1 TL Honig
einige Mandelsplitter
Apfelsine und Mango schälen und in kleine Stücke schneiden, in eine Schale geben und mit dem Joghurt verrühren. Mit Honig süßen und mit den Mandelsplittern garnieren.

Das Frühstück

Viele Menschen machen den Fehler, sich morgens nicht genügend Zeit für ein aufbauendes Frühstück zu lassen. Meist wird in aller Eile eine Tasse Kaffee oder Tee hinuntergestürzt, und schon geht's los zur Arbeit. Ein leerer Magen ist nicht gerade eine gute Basis. Sie sollten sich also unbedingt angewöhnen, in aller Ruhe zu frühstücken, ehe Sie sich in den Alltagstrubel stürzen.
Für unsere Apfelessig-Schlankheitskur ist es wichtig, daß Sie frühstücken, aber auch, was Sie frühstücken. Im Rahmen unserer Schlankheitskur empfehlen wir deshalb Frühstücksvarianten, die Ihnen zu einem guten Start in den Tag verhelfen.
Wichtig ist, daß Sie jeden Morgen vor dem Frühstück ein Glas des bereits erwähnten Apfelessig-Grundgetränkes zu sich nehmen.

Vollkornbrot mit Kräuterquark

1–2 Scheiben Vollkornbrot
2 EL Magerquark
1 Schalotte
1 EL Kräuter nach Wahl

Die Schalotte in feine Würfel schneiden, mit Quark und Kräutern mischen und auf das Brot streichen. Dazu Früchte- oder grünen Tee trinken und in Ruhe genießen.

Der Fitmacher

1 TL Weizenkleie
$^1/_2$ TL Leinsamen
20 g Hafervollkornflocken
5 EL Milch
1 kleiner Apfel
$^1/_2$ TL Zitronensaft
2 EL Joghurt
1 TL Honig

Weizenkleie, Leinsamen und Hafervollkornflocken mischen und in Milch und Joghurt einweichen. Apfel schälen, entkernen und in kleine Stücke schneiden. Unter das Getreide mischen, mit Zitronensaft und etwas Honig abschmekken.

Himbeer- oder Erdbeermüsli

30 g Weizenschrot
4 EL Buttermilch
1 kleiner Apfel
100 g Himbeeren oder auch Erdbeeren
1 TL Zitronensaft
1 TL Honig

Weizenschrot in Buttermilch einweichen. Apfel schälen, entkernen und in kleine Stücke schneiden. Himbeeren/Erdbeeren waschen, abtropfen lassen, Stengelansätze entfernen

und etwas zerkleinern. Weizenschrot mit den Himbeeren/
Erdbeeren mischen und mit Zitronensaft und etwas Honig
abschmecken.

Hüttenkäse natur

1–2 Scheiben Vollkornbrot
100 g Salatgurke
2 Tomaten
100 g Hüttenkäse
1 TL Sesamsamen
1 Prise Pfeffer
1 Prise Kräutersalz

Salatgurke schälen und in kleine Würfel schneiden. Tomaten waschen, trockentupfen und eine achteln, eine in kleine
Würfel schneiden. Sesamsamen in einer trockenen Pfanne
rösten. Hüttenkäse mit Gurken- und Tomatenwürfeln vermischen und auf einem Teller anrichten. Mit Kräutersalz
und Pfeffer abschmecken und mit den Tomatenachteln und
den gerösteten Sesamsamen garnieren.

Obstquark

100 g Magerquark
20 g Hafervollkornflocken
50 g Obst nach Wahl
1 TL Honig

Die Haferflocken unter den Quark rühren und etwas quellen
lassen. Das Obst putzen, kleinschneiden und in den Quark
geben. Bei Bedarf mit wenig Honig süßen.

Natürlich handelt es sich hierbei um Rezeptvorschläge, die
Sie ganz individuell variieren und verbessern können, doch
sollten Sie sich während der Schlankheitskur – und am
besten auch danach – an diese Art des Frühstücks gewöhnen, um ihr niedrigeres Gewicht dann auch zu halten.

Zwischenmahlzeiten

Da es sich bei jeder Schlankheitskur empfiehlt, keine zu großen Portionen zu sich zu nehmen, sondern statt dessen lieber seinen Nahrungsmittelbedarf auf vier bis fünf kleinere Mahlzeiten über den Tag zu verteilen, sind die kleinen Zwischenmahlzeiten äußerst wichtig. Nachfolgend einige Anregungen, die sich auch für alle Berufstätigen eignen, da sie vorbereitet und mit zur Arbeit genommen werden können. Gerade Salate und Obst bieten sich hier an, denn sie sind für jede Schlankheitskur äußerst wichtige Helfer. Sowohl Obst als auch Salate füllen den Magen, ohne ihn zu belasten.

Bruschetta
2 Tomaten
1 Knoblauchzehe
1 EL Petersilie
1 TL Olivenöl
1 Prise Salz
1 Prise Pfeffer
1–2 Scheiben Vollkornbrot
Die Tomaten kurz in kochendes Wasser legen, häuten und das Fleisch in Würfel schneiden. Die Knoblauchzehe zerdrücken, die Petersilie fein hacken. Alle Zutaten miteinander vermengen. Das Vollkornbrot im Toaster rösten und mit der Tomatenmasse belegen.

Tomatenquark-Knäcke
100 g Magerquark
1 Tomate
2 Oliven
2 Scheiben Knäckebrot
1 TL Schnittlauch, feingehackt
Oliven in kleine Würfel schneiden und mit dem Magerquark

vermengen. Quark auf das Knäckebrot streichen und mit Petersilie garnieren. Tomate in Scheiben schneiden und darauf legen.

Insalata Mista Speciale
100 g Feldsalat
50 g Lollo Rosso
1 EL Apfelessig
1 TL Nußöl
1 TL Senf
100 g Garnelen
100 g Joghurt
1 kleine Zwiebel
2 Knoblauchzehen
1 EL Olivenöl
1 EL Schnittlauch
1 TL Dill
1 EL gehackte Petersilie
1 Prise Salz
1 Prise Pfeffer, frisch gemahlen
Aus den gehackten Zwiebeln, Senf, Nußöl, Essig, Salz und Pfeffer eine Marinade herstellen.
Aus Joghurt, Kräutern, Salz, Pfeffer und Knoblauchzehe einen Dip zubereiten. Das Öl in einer kleinen Pfanne erhitzen und die Garnelen kurz anbraten, mit Salz, Pfeffer und Knoblauchzehe würzen. Aus den Blattsalaten ein Bouquet formen und mit der Sauce übergießen. Gebratene Garnelen auf dem Salat anrichten. Zusammen mit dem Dip servieren.

Tomaten-Zwiebel-Toast
2 Zwiebeln
2 Tomaten
10 g Butter
1 EL Fleischbrühe

2 Scheiben Vollkorntoastbrot
20 g geriebener Magerkäse
1/4 TL Kümmel, gemahlen
1 Prise Meersalz
1 Prise Pfeffer
Zwiebeln häuten und in Ringe schneiden. Butter in einem Topf erhitzen und die Zwiebeln darin andünsten. Mit etwas Fleischbrühe ablöschen und zum Kochen bringen. Etwa 5–10 Minuten einkochen lassen. Mit Salz, Pfeffer und Kümmel würzen und auf das Vollkorntoastbrot legen. Die Tomaten waschen, abtrocknen, Stengelansätze entfernen und in Scheiben schneiden. Die Tomatenscheiben über die Zwiebeln geben, mit Käse bestreuen und unter dem vorgeheizten Grill etwa 10 Minuten überbacken.

Champignon-Kanapées
1–2 Scheiben Vollkorntoastbrot
100 g frische Champignons
10 g Knoblauchbutter
1 TL gehackte Petersilie
Champignons putzen und in Scheiben schneiden. Das Brot toasten und dick mit den Champignons belegen. Die Knoblauchbutter darauf verteilen. Die belegten Brotscheiben im Backofen einige Minuten grillen. Mit Petersilie garnieren.

Bohnen-Paprika-Salat
50 g rote gekochte Bohnen
50 g weiße gekochte Bohnen
1/2 grüne Paprikaschote
1 TL Silberzwiebeln
1 EL Petersilie
1 Prise Majoran
1 TL Apfelessig

1 Prise Salz
1 Prise Pfeffer
1 TL Olivenöl
Paprikaschote in kleine Stücke schneiden. Bohnen und Silberzwiebeln abtropfen lassen. Kräuter fein hacken. Aus Essig,
Salz und Pfeffer, Majoran und Olivenöl eine Salatsauce zubereiten. Die Kräuter dazugeben und alle Salatzutaten mischen.
30 Minuten ziehen lassen und nochmals abschmecken.

Grüner Salat mit Paprika
1 kleiner Salatkopf
1 rote Paprikaschote
1 gelbe Paprikaschote
1 Tomate
1 TL Senf
1 EL Apfelessig
1 EL Olivenöl
1 Prise Salz
1 Prise Pfeffer
1 EL gehackte Petersilie
Etwas Basilikum
Salat putzen, waschen und gut abtropfen lassen. Salatblät-
ter in Stücke schneiden.
Paprikaschoten halbieren, entkernen und in Streifen schneiden. Tomaten halbieren. Basilikum in feine Streifen schneiden.
Aus Senf, Obstessig, Öl, Salz und Pfeffer eine Marinade rühren, abschmecken, über die Salatzutaten geben und vorsich-
tig untermischen.

Jahreszeiten-Salat
¹/₂ Kopfsalat
1 Tomate
¹/₂ grüne Paprikaschote

124

¹/₂ Gemüsezwiebel
¹/₂ Bund Radieschen
¹/₂ Salatgurke
¹/₂ TL Tomatenmark
100 g Joghurt
1 Prise Salz
1 Prise Paprika
1 EL Kräuter, feingehackt
¹/₂ TL Honig

Salat putzen, große Blätter vom Strunk lösen und teilen, die Herzblätter ganz lassen. Den Salat waschen und gut abtropfen lassen. Die Tomaten in Achtel schneiden, Paprikaschote entstielen, entkernen und in Streifen schneiden. Zwiebel schälen und in feine Scheiben schneiden. Radieschen putzen, waschen und in Scheiben schneiden. Salatgurke schälen und in dicke Scheiben schneiden.

Joghurt, Tomatenmark, Honig, Salz und Paprika zu einer Sauce verrühren. Die Salatzutaten vermengen und die Sauce darüber verteilen.

Brunnenkresse-Salat

1 Bund Radieschen
50 g Frühlingszwiebeln
1 kleiner Kohlrabi
1 EL Brunnenkresse
1 EL Apfelessig
1 EL Olivenöl
1 Prise Salz und Pfeffer

Radieschen putzen, waschen und in feine Streifen schneiden. Frühlingszwiebeln häuten und in feine Ringe schneiden, Kohlrabi schälen und in feine Streifen schneiden. Essig mit Öl, Salz und Pfeffer verrühren. Gemüse mischen, die Salatsauce unterrühren und 10 Minuten ziehen lassen. Vor dem Servieren die Brunnenkresse unterrühren.

Porree-Chicorée-Salat

2 Chicorée
1 Stange Porree
1 Apfel
1 EL Zitronensaft
1 EL Distelöl
1 EL Schnittlauch
1 Prise Salz
1 Prise Pfeffer, frisch gemahlen

Chicorée waschen, halbieren und in Streifen, den unteren Teil des Porrees in feine Ringe schneiden. Das Kerngehäuse des Apfels entfernen und den Apfel in Scheiben schneiden. Aus Zitronensaft, Öl, Salz und Pfeffer eine Sauce rühren. Alle Zutaten mit der Sauce mischen. Mit Schnittlauch garniert servieren.

Chinakohlsalat

300 g Chinakohl
1 EL Sesamöl
1 EL Apfelessig
1 TL Senf
1 Prise Salz
1 Prise Pfeffer

Chinakohl waschen, abtropfen lassen und fein schneiden. Aus den übrigen Zutaten eine Sauce rühren, mit dem Kohl vermischen und 10 Minuten ziehen lassen.

Kefir-Shake

1 Becher Kefir
50 g Erdbeeren
1 TL Honig

Erdbeeren waschen und mit dem Honig in den Kefir geben. Mit dem Mixer pürieren.

Quark-Pfannkuchen

¹/₄ Liter Milch
25 g Vollkornmehl
50 g Magerquark
1 Ei
1 Apfel
1 EL Öl zum Backen

Aus Milch, Mehl, Magerquark und Ei einen glatten Teig bereiten. Apfel schälen, halbieren und entkernen, in Scheiben schneiden und sofort unter den Teig mischen. Öl in einer großen Pfanne erhitzen und die Teigmasse darin gleichmäßig verteilen.

Polenta

50 g Maisgrieß
¹/₄ Liter Wasser
1 Prise Meersalz

Wasser mit Salz zum Kochen bringen. Den Maisgrieß unter Rühren langsam dazugeben. Zum Kochen bringen und zugedeckt etwa 30 Minuten bei schwacher Hitze ausquellen lassen. Dabei mehrmals umrühren.

Eine Kastenform mit Pergamentpapier auslegen, den Maisbrei hineingeben und fest werden lassen. Anschließend aus der Form nehmen und in Scheiben schneiden.

Die Polentaschnitten eignen sich hervorragend als Beilage zu Obst, Quark/Joghurt, Salaten und als Unterlage für Geflügel und Fisch.

Suppen

Hervorragend eignen sich Suppen im Rahmen unseres Schlankheitsplanes als Vorspeisen. Sie sind nahrhaft und füllen den Magen, ohne ihn zu belasten. Hier einige Beispiele, die Sie nach eigenem Geschmack verfeinern können.

Kohlrabisuppe

1 Kohlrabi
100 g Karotten
1/2 Liter Gemüsebrühe
1 Eigelb
1/8 Liter Milch
1 EL gehackte Petersilie
1 Prise Salz
1 Prise Pfeffer

Kohlrabi schälen und in Würfel schneiden. Karotten schälen und in Scheiben schneiden. Brühe zum Kochen bringen, Kohlrabi und Karotten dazugeben, zum Kochen bringen und ca. 10 Minuten bei schwacher Hitze köcheln lassen. 1/3 des Kohlrabis herausnehmen und zur Seite stellen.
Die Suppe pürieren, mit Salz und Pfeffer abschmecken und die restlichen Kohlrabiwürfel in die Suppe geben. Das Eigelb mit der Milch verquirlen und in die heiße, nicht mehr kochende Suppe rühren. Mit Petersilie garnieren.

Kräutersuppe

1 Stange Porree
50 g gemischte Kräuter
1/4 Liter Gemüsebrühe
1/4 Liter Milch
1 TL Vollkornmehl
1 Prise Salz
1 Prise Pfeffer
1 Prise Muskat
10 g Butter

Porree putzen und waschen und in feine Ringe schneiden. Butter in einem Topf erhitzen und den Porree darin andün-

sten. Mit Mehl bestäuben, Gemüsebrühe und Milch unterrühren und zum Kochen bringen. Etwa 10 Minuten bei
schwacher Hitze köcheln lassen. Kräuter hacken, waschen
und in die Suppe geben. Mit den Gewürzen abschmecken.

Kürbis-Grünkern-Suppe
250 g Kürbis
20 g Grünkern
1/2 Liter Gemüsebrühe
1 EL Apfelessig
2 Nelken
1/2 Stange Zimt
1 Prise Salz
1 Prise Pfeffer
etwas Tabasco

Grünkern über Nacht in etwas Wasser einweichen. Kürbis
würfeln und mit Apfelessig, Gemüsebrühe, Nelken, Zimt-
stange und einer Prise Salz 40 Minuten bei schwacher Hitze
köcheln lassen.
1/3 der Kürbiswürfel herausnehmen und zur Seite stellen.
Suppe zum Kochen bringen, Grünkern einstreuen und
weitere 10 Minuten bei schwacher Hitze köcheln lassen.
Suppe pürieren, die restlichen Kürbiswürfel dazugeben und
mit Salz, Pfeffer und Tabasco abschmecken. Je nach Geschmack können Sie auch etwas Honig zum Abschmecken
zugeben.

Gebundene Lauchsuppe
300 g Lauch
10 g Butter
1 Eigelb
1/2 Liter Gemüsebrühe
3 EL Milch
1/2 EL Mehl

1 Prise Salz
1 Prise Pfeffer
1 Prise Muskat
Lauch putzen und waschen und in feine Ringe schneiden. Butter in einem Topf erhitzen und den Lauch darin andünsten. Mit Mehl bestäuben und mit Gemüsebrühe auffüllen. Zum Kochen bringen und etwa 10 Minuten bei schwacher Hitze köcheln lassen. Anschließend Milch und Eigelb verrühren, unter die nicht mehr kochende Suppe rühren und mit Salz, Pfeffer und Muskat abschmecken.

Avocadosuppe
1 Zwiebel
2 Scheiben mageren Schinkenspeck
$1/2$ Liter Hühnerbrühe
$1/8$ Liter trockenen Weißwein
2 weiche Avocados
4 EL saure Sahne
je 1 Prise Salz, Pfeffer, Muskatnuß
Die Zwiebel würfeln und den Schinken in Streifen schneiden. Den Schinken und die Zwiebel anbraten. Mit Brühe und Wein ablöschen. Kurz aufkochen lassen. Avocados halbieren, entkernen, das Fruchtfleisch auslöffeln, im Mixer pürieren, mit 2 EL Sahne verrühren und zu der Brühe geben.
Die Suppe würzen, in Teller füllen und kurz vor dem Servieren mit je $1/5$ EL saurer Sahne garnieren.

Geflügel-Suppe indonesisch
250 g Vollkornreis
500 g Hähnchenfilet
$2^1/2$ Liter klare Hühnersuppe
400 g Möhren
500 g Porree (Lauch)
50 g Butter

50 g Vollkornmehl
2 EL Curry
200 g Sauerrahm
Salz
Pfeffer

Den Reis in der Hühnerbrühe ca. 20 Minuten köcheln lassen. Dann das Hähnchenfleisch dazugeben und weitere 5 Minuten kochen. Nun die in Streifen geschnittenen Möhren und den in feine Ringe geschnittenen Porree zur Suppe geben. Weitere 10 Minuten kochen.

Das Fleisch aus der Suppe nehmen und in dünne Scheiben schneiden. Butter in einem Topf erhitzen, Mehl darin unter Rühren anschwitzen. Curry zufügen.

Die Mehlschwitze mit der Suppe unter Rühren ablöschen und alles noch 2 Minuten köcheln lassen. Sauerrahm unterrühren und mit Salz und Pfeffer abschmecken. Das Fleisch wieder in die Suppe geben.

Sherry-Hühnersuppe

250 g Hähnchenbrust
1 Liter Hühnerbrühe
100 ml trockenen Sherry
1 große Zwiebel
2 Tomaten
$1/2$ Chilischote
1 EL Olivenöl
Salz
1 Lorbeerblatt

Die Zwiebel häuten und in Streifen schneiden. Im Olivenöl andünsten und mit Sherry ablöschen. Die Tomaten achteln. Das Hähnchenfleisch in Würfel schneiden. Die Chilischote in ganz feine Ringe schneiden. Alle Zutaten zu den Zwiebeln geben, und die Suppe 15 Minuten köcheln lassen. Vor dem Servieren das Lorbeerblatt entfernen.

Hauptgerichte

Natürlich wissen wir nicht, was Ihre Lieblingsgerichte sind, ob Sie gerne Geflügel oder Fisch essen oder sich vegetarisch ernähren; eines sollten Sie aber im Rahmen der Schlankheitskur beachten: Fleisch, vor allem vom Schwein, sollte nach Möglichkeit tabu für Sie sein, denn die versteckten Fette im Fleisch sind reines Gift beim Versuch, das Gewicht zu reduzieren. Fisch und Geflügel bieten genug Variationsmöglichkeiten und versorgen den Körper ausreichend mit tierischem Eiweiß.

Broccoli, gebraten

300 g Broccoli
1 Karotte
2 EL Olivenöl
2 Knoblauchzehen
1 TL Currypulver
1 EL Sonnenblumenöl
50 ml Gemüsebrühe
Salzwasser

Broccoli in kleine Röschen teilen, Karotten schälen und in Stifte schneiden. Knoblauchzehe schälen.

Das Öl in einer Pfanne erhitzen. Gemüse in die Pfanne geben und unter Wenden 5 Minuten braten. Den Curry darüber steuben und den Knoblauch zufügen und alles nochmal unter Rühren kurz braten. Mit Gemüsebrühe ablöschen.

Bratkartoffeln mit Pilzen

200 g Kartoffeln
1 kleine Zwiebel
1/2 rote Paprikaschote
1 gelbe Paprikaschote

100 Gramm Austernpilze
1 EL Olivenöl
10 g Butter
1 Ei
1 EL Milch
1 EL gehackte Petersilie
1 Prise Salz
1 Prise Pfeffer
Das Öl in einer Pfanne erhitzen. Die feingewürfelte Zwiebel darin goldgelb dünsten. Kartoffeln schälen, würfeln, zufügen und anbraten, dann 10 Minuten zugedeckt bei mittlerer Hitze schmoren lassen. Paprikaschote putzen, würfeln und 5 Minuten mitdünsten. Pilze putzen, waschen, zerkleinern und in einer zweiten Pfanne in Butter sachte braten, salzen, pfeffern und mit etwas Petersilie mischen. Pilze und restliche Petersilie unter die Kartoffeln mischen. Ei mit Salz, Pfeffer und Milch verquirlen, über die Kartoffeln gießen und stocken lassen.

Matjes-Bohnen-Salat
250 g grüne Bohnen
1 TL Butter
3 Matjesfilets
200 g gekochte Kartoffeln
1 Zwiebel
Für die Marinade:
150 g saure Sahne
Saft einer 1/2 Zitrone
Salz
Pfeffer
Petersilie
1 TL Honig
Salzwasser erhitzen. Die Bohnen hineingeben und ca. 20 Minuten garen lassen und anschließend auf einem Sieb abtropfen lassen.

Matjes und Kartoffeln in kleine Stücke schneiden, die gewürfelte Zwiebel dazugeben und alles gut miteinander vermengen.

Marinade: Saure Sahne, Zitronensaft, Pfeffer, Salz und Honig verrühren und über den Salat gießen. Das Ganze eine Stunde im Kühlschrank ziehen lassen und vor dem Servieren mit gehackter Petersilie bestreuen.

Wirsing-Auflauf

250 g Wirsing
150 g Kartoffeln
50 g mittelalten Gouda
1 Zwiebel
2 Scheiben mageren Schinkenspeck
1/2 EL Butter
100 ml Gemüsebrühe

Den Wirsing putzen und in mundgerechte Streifen schneiden. Die Zwiebel häuten und in Würfel schneiden, den Schinken in dünne Streifen. Die Butter in einem Topf erhitzen, Zwiebeln, Wirsing und Schinken 3–4 Minuten unter Rühren anbraten.

Die Kartoffeln schälen und auf einer Gurkenreibe in dünne Scheiben raspeln. Die Kartoffelscheiben in einer feuerfesten Schüssel verteilen. Das Wirsinggemüse darauf geben und die Gemüsebrühe darüber gießen. Die Schüssel mit einem Deckel verschließen und bei 180° ca. 45 Minuten im Backofen garen.

Danach den Deckel abnehmen, den Gouda reiben und auf dem Auflauf verteilen. 5 Minuten überbacken.

Hähnchenbrust mit Spargel und Pilzen

2 Hähnchenbrustfilets
1 Knoblauchzehe, gepreßt
50 g Ingwer, fein gehackt

2 EL Sojasauce
150 g Lauch, in Ringe geschnitten
250 g grüner Spargel
150 g Austernpilze
1 1/2 EL Sesamöl
1 1/2 EL Maiskeimöl
200 g Vollkornbandnudeln
Salz
Pfeffer

Hähnchenbrustfilet waschen, trockentupfen und in eine Schale legen. Knoblauch und die Hälfte vom Ingwer darüberstreuen.

Sojasauce zugeben, pfeffern und abgedeckt etwa 1 Stunde im Kühlschrank marinieren lassen. In der Zwischenzeit die Nudeln in gesalzenem Wasser garen. Spargel waschen, eventuell schälen, die Enden abschneiden. Spargel halbieren und in gesalzenem Wasser etwa 5 Minuten garen.

Hähnchenbrustfilet aus der Marinade nehmen, trockentupfen und salzen. Etwas von der Sesamöl-Maisölmischung in einem Wok erhitzen. Hähnchenbrustfilet darin etwa 10 Minuten braten. Herausnehmen und warm stellen. Restliches Öl zum Bratfett geben und erhitzen. Lauch, abgetropften Spargel und Austernpilze zufügen und unter Rühren etwa 5 Minuten braten. Mit Salz und Pfeffer würzen.

Abgetropfte Bandnudeln zufügen, kurz mitbraten. Alles mit Salz, Pfeffer, restlichem Ingwer und eventuell Sojasauce abschmecken. Hähnchenbrustfilet in dünne Scheiben schneiden und darauf anrichten.

Hähnchenschnitzel mit Gemüse

150 g Bundmöhren
1 kleiner Kohlrabi
150 g Zuckerschoten oder grüne Schoten

2 EL Paniermehl
2 EL Sesamsamen
2 Hähnchenschnitzel
1 Ei
1 EL Öl
1/2 EL Butter
1 EL Kräuter, gehackt und gemischt
Salz
Pfeffer, frisch gemahlen
Muskatnuß

Möhren und Kohlrabi schälen und in mundgerechte Stücke schneiden. Die Zuckerschoten putzen. Das Gemüse getrennt in wenig Salzwasser bißfest garen, anschließend mit Salz, Pfeffer und Muskat würzen. Warmstellen.

Das Paniermehl mit dem Sesamsamen, Salz und Pfeffer vermengen.

Das Fleisch zuerst im verquirlten Ei der Sesampomade wenden.

Das Öl erhitzen und das Fleisch darin auf jeder Seite etwa 4 Minuten braten. Inzwischen die Butter in einer weiteren Pfanne schmelzen, das Gemüse kurz darin schwenken und mit den Kräutern anrichten.

Die Hähnchenbrustfilets mit dem Gemüse anrichten.

Hirse mit Paprikagemüse

1 Tasse Hirse
2 Tassen Gemüsebrühe
1 grüne Paprikaschote
1 rote Paprikaschote
1 Zwiebel
2 Knoblauchzehen
1 Dose geschälte Tomaten
1 EL Olivenöl
1/2 TL Thymian

1 Prise Salz
Pfeffer
Die Hirse mit der Gemüsebrühe aufkochen. Dann auf kleinster Flamme ca. 20 Minuten garen. In der Zwischenzeit die Paprika putzen und in Streifen schneiden. Die Zwiebel in Ringe, die Knoblauchzehen in dünne Scheiben schneiden. Die Zwiebel im Olivenöl anbraten, dann Knoblauch, Tomaten und Paprika dazugeben. Mit Thymian, Salz und Pfeffer würzen und kochen lassen, bis die Paprika weich sind. Mit der Hirse servieren.

Poulardenfrikassee Spezial
1 Poularde, etwa 1,3 Kilo
2 Liter Salzwasser
500 g Spargel
250 g Champignons
150 g Erbsen
40 g Mehl
70 g Butter
1/2 Liter Hühnerbrühe
1/8 Liter Sauerrahm
1 EL Zitronensaft
2 EL Sherry
1 Eigelb
Petersilie
Salz
Pfeffer
1 TL Honig
Poularde in Salzwasser 60 Minuten leise offen kochen lassen.
Spargel schälen, schräg in 3 cm lange Stücke schneiden, in wenig Salzwasser 15 Minuten garen.
Champignons putzen, vierteln, in wenig Butter dünsten, bis die Flüssigkeit verdampft ist, salzen und pfeffern.
Erbsen zugeben und kurz dünsten.

Poularde aus der Brühe nehmen, Fleisch ablösen, enthäuten und in kleine Stücke schneiden.

Mehl in Butter anschwitzen, Hühnerbrühe und Sauerrahm zugießen. 10 Minuten köcheln lassen. Mit Salz, Pfeffer, Honig, Zitronensaft, Sherry abschmecken.

Verquirltes Eigelb unterrühren, Sauce nicht mehr kochen lassen.

Fleisch und Gemüse zugeben, mit Petersilie bestreuen.

Eier-Gemüse-Pfanne

1 Paprikaschote
1 Stange Porree
1 Ei
50 g Mais
2 Scheiben Cervelatwurst
1 TL Öl

Die Paprikaschote in Streifen, den Porree in Ringe schneiden. Öl in einer kleinen Pfanne erhitzen, und Paprika und Porree zugedeckt 10 Minuten dünsten. Die Cervelatwurst in Streifen schneiden und mit dem Mais dazugeben. Mit Salz und Pfeffer würzen. Das Ei verquirlen, salzen. Auf dem Gemüse stocken lassen. Mit Lauchringen garnieren.

Omelett mit Schafskäse

50 g Schafkäse
2 Eier
1 Zweig Minze
10 g Butter

Den Schafskäse teilen, und eine Hälfte zerbröckeln, die andere Hälfte grob raffeln. Eier mit einer Gabel verschlagen, den geraffelten Schafskäse und die grobgeschnittene Minze unterheben.

Butter in einer kleinen Pfanne erhitzen, die Eimasse hineingeben und bei mittlerer Hitze etwa 4 Minuten stocken lassen.

Omelett mit dem restlichen Schafskäse belegen, zusammenfalten und servieren.

Nudeln mit kalter Tomatensauce

200 g Vollkornbandnudeln
2 große Tomaten
1 EL große Kapern
1 EL Olivenöl
1 Prise Cayennepfeffer
evtl. Salz

Die Tomaten in heißes Wasser legen, häuten, und das Fruchtfleisch in kleine Würfel schneiden. Die Kapern nach Geschmack ganz lassen oder kleinhacken und zu den Tomatenwürfeln geben. Mit Olivenöl und Cayennepfeffer würzen. Falls nötig noch eine kleine Prise Salz zugeben. 1 Stunde ziehen lassen. Die Vollkornnudeln bißfest garen und mit der Tomatensauce mischen.

Schlußwort

Eine Schlankheitskur gleich welcher Art kann nur dann wirklichen Erfolg bringen, wenn man fest davon überzeugt ist, etwas für seine Figur und seine Gesundheit tun zu wollen.

Abnehmen beginnt stets zuerst im Kopf, dann im Bauch!

Diesen Grundsatz sollten Sie unbedingt beherzigen, wenn Sie abnehmen wollen. Sie müssen also innerlich bereit sein, etwas für sich zu tun, nur dann werden Sie auch wirklich Erfolg haben. Außerdem müssen Sie Geduld mit sich und Ihrem Körper haben. Die überflüssigen Pfunde, die Sie sich in Jahren »erworben« haben, werden nicht in wenigen Tagen wieder verschwinden. Wirkliche Gewichtsreduktion ist ein ganzheitlicher Prozeß, der eine gewisse Zeit in Anspruch nimmt, soll er dann auch langfristig wirksam bleiben.

Vergessen Sie also nicht die äußerlichen Anwendungen mit Apfelessig. Zur Morgentoilette sollte mindestens zweimal pro Woche eine *Ganzkörperwaschung* mit Apfelessig gehören. Hierbei müssen Sie darauf achten, immer in Richtung Herz zu streichen! Neben der Belebung des Hautstoffwechsels hat sich die Waschung bei der Beseitigung von Stauungen und sogar bei leichteren Hautleiden bewährt.

Zweimal oder dreimal pro Woche sollten Sie beim Duschen das Wasser nicht abfließen lassen. Gießen Sie eine halbe Tasse Apfelessig in das knöchelhohe Wasser, und treten Sie etwa 5 Minuten lang darin herum. Dieses *Wassertreten* bewirkt, daß das Blut nach unten gedrückt wird und ist eine äußerst belebende Übung.

Wenn Sie sich die Haare waschen, sollten Sie nicht vergessen, mit Apfelessig-Wasser zu spülen. So werden auch die kleinsten Shampoo-Rückstände ausgespült, außerdem kräftigt es Ihr Haar.

Zweimal pro Woche sollten Sie ihre Morgentoilette mit *Ganzkörperabklatschungen* beenden. Eine solche Maßnahme fördert die Durchblutung, belebt die Haut und lockert die Muskeln.

Einmal pro Woche sollten Sie den Tag mit *Wechselduschen* beginnen. Diese stimulieren den Kreislauf besonders. Beginnen Sie mit Warmanwendungen von den Füßen aufwärts bis hin zum Kopf.

Es müssen nicht unbedingt gymnastische Übungen sein, wenn Ihnen diese keinen Spaß bereiten; Sie können auch zum Tanzen gehen, Kegeln, Schwimmen oder mit dem Rad fahren. Wichtig ist, daß Sie sich bewegen.

Nun können Sie sich Ihren eigenen Kurverlauf für vier Wochen zusammenstellen. Wählen Sie die richtigen Nahrungsmittel aus, stellen Sie diese nach unseren Anleitungen zusammen, und legen Sie die Tage für die äußeren Anwendungen fest. Dies sollten Sie unbedingt vor Beginn der 4-Wochen-Schlankheitskur machen und am besten schriftlich fixieren, um sich so an einen selbsterarbeiteten Schlankheitsplan zu halten, denn das ist wichtig für Ihre Psyche. Wenn die Kur erfolgreich werden soll, müssen Sie Ihren Kurplan auch Punkt für Punkt einhalten, dies ist für jede Kur wohl der wichtigste Punkt.

Wenn Sie soweit sind, daß Sie sich einen eigenen Kurplan

erstellen und diesen über vier Wochen einhalten, werden Sie mit Sicherheit überflüssige Pfunde verlieren und Ihrem angestrebten Gewicht einen großen Schritt näher kommen. Um Ihr neues Gewicht zu halten bzw. weiter zu reduzieren, falls nötig, ist es jedoch wichtig, die in diesem Ratgeber empfohlenen Richtlinien zur Ernährung beizubehalten.

Peter Grunert
Apfelessig
Heilung aus der Natur
160 Seiten
TB 20584-0
Originalausgabe

Eine der Hauptursachen für
viele Zivilisationskrankheiten
ist Kaliummangel. Reiner
Apfelessig gilt als eines der
besten natürlichen Lebensmittel und hat durch seinen
hohen Kaliumgehalt eine große
heilende Wirkung. Hautkrank-
heiten, Herzerkrankungen,
Blasenentzündungen und viele
andere Krankheiten können
durch die Einnahme von 1–2
Löffeln Apfelessig gelindert
oder sogar geheilt werden.

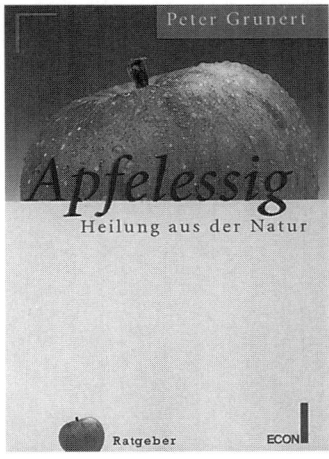

ECON TASCHENBÜCHER

ECON